DES

ACCIDENTS CÉRÉBRAUX

ET EN PARTICULIER

DES ACCIDENTS PSYCHIQUES

DANS LES

MALADIES CHRONIQUES DU CŒUR

PAR

Jacques BIGNON,

Docteur en medecine de la Faculté de Paris.

PARIS

A. PARENT, IMPRIMEUR DE LA FACULTE DE MEDECINE

RUE MONSIEUR-LE-PRINCE 29-31

1880

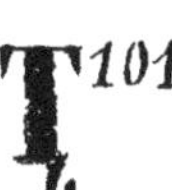

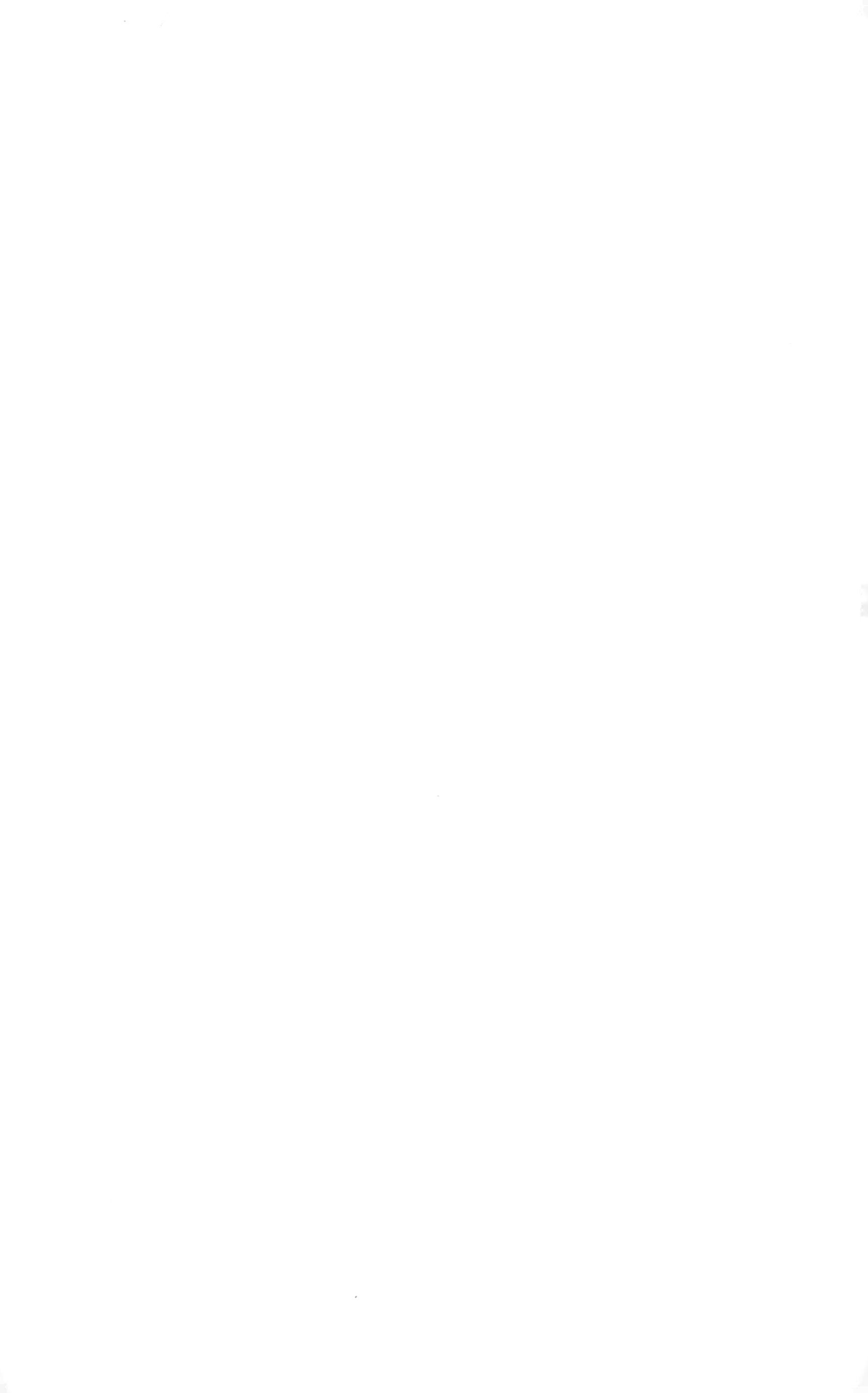

DES

ACCIDENTS CÉRÉBRAUX

ET EN PARTICULIER

DES ACCIDENTS PSYCHIQUES

DANS LES

MALADIES CHRONIQUES DU CŒUR

PAR

Jacques BIGNON,

Docteur en médecine de la Faculté de Paris.

PARIS

A. PARENT, IMPRIMEUR DE LA FACULTE DE MEDECINE

RUE MONSIEUR-LE-PRINCE 29-31

1880

THÈSE

POUR LE DOCTORAT EN MÉDECINE

Président : M. LASÈGUE, *professeur,*

Juges : MM. { BOUCHARDAT, *professeur,*
{ LEGROUX, GAY, *agrégés.*

DES

ACCIDENTS CÉRÉBRAUX

ET EN PARTICULIER

DES

ACCIDENTS PSYCHIQUES

DANS LES

MALADIES CHRONIQUES DU CŒUR

INTRODUCTION.

Dans le cours des affections cardiaques peuvent éclater
divers désordres cérébraux sur lesquels M. le professeur
Lasègue insiste souvent dans ses leçons. Les uns se rattachent à des lésions circonscrites, les autres sont amenés
soit par des troubles circulatoires soit par des actions
d'ordre réflexe souvent difficiles à déterminer.

Sans être extrêmement fréquents, ces accidents ne
sauraient pourtant être rangés parmi les cas exceptionnels.

Le Dr Lucien Hirtz fit de quelques-uns le sujet de sa thèse
inaugurale en 1877. Depuis la publication de ce travail, il
s'en est présenté à diverses reprises dans le service de

M. le professeur Lasègue. Pendant l'année 1880, trois malades sont entrés avec des affections du cœur, caractérisées par des phénomènes plus ou moins variés, mais dans lesquelles les troubles intellectuels avaient une importance considérable. Grâce à l'extrême obligeance de notre excellent ami le Dr Tapret, nous avons pu suivre ces malades et enregistrer les particularités qu'ils ont présentées. C'est l'analyse clinique de ces observations qui constituera la base de notre travail. D'un autre côté, il nous a paru assez difficile de nous borner strictement aux irrégularités du *sensorium commune*. Dans ces dernières années surtout, l'influence pathogénique des affections du cœur sur un certain nombre de phénomènes d'origine encéphalique a été longuement discutée. On a eu d'abord en vue les faits les plus caractéristiques, ceux dans lesquels les lésions sont nettement accusées et presque toujours identiques à elles-mêmes ; puis, quand leur mécanisme a été connu, on est allé plus loin ; on a voulu généraliser et trouver dans des affections valvulaires l'origine de quelques phénomènes jusqu'alors inexpliqués : il en a été ainsi pour les mouvements choréiques par exemple et pour certaines variétes d'épilepsie.

Mais on ne peut limiter une étude soit aux troubles de la motilité ou de la sensibilité, soit aux troubles psychiques ; il est difficile de dissocier entièrement les fonctions cérébrales. Leurs anomolies ont entre elles des relations tellement étroites que l'on ne saurait rien dire de la pathogénie des délires sans s'occuper accidentellement des mouvements et des sensations, aussi ne les négligerons-nous pas complètement. Nous ne nous y arrêterons pas longtemps, mais nous tâcherons de résumer ce que nous savons actuellement sur le mécanisme de ces différents désordres, sur leurs successions, leur alternance et leurs connexions pathogéniques : peut-être trouverons-nous là l'explication de ces symptômes qui, envisagés isolement, seraient incompréhensibles. Nous verrons dans un historique un peu détaillé les vicissitudes qu'a subie la question, nous passerons rapidement en revue les rapports des affections chroniques du cœur avec l'hémorrhagie cérébrale ; avec le ramollissement ; avec la plupart des maladies choréiformes ou épileptoïdes ; puis nous nous arrêterons sur les accidents psychiques proprement dits, dont nous tâcherons de montrer l'aspect et le mécanisme.

CHAPITRE PREMIER.

HISTORIQUE.

On pourrait presque dire sans exagération que l'étude scientifique des maladies du cœur a commencé avec notre siècle. On avait peu écrit sur elles auparavant. nommer Lancisi (1) et Senac (2) c'est résumer toute leur histoire ancienne. Etant données, nos idées actuelles sur la pathologie de l'organe central de la circulation, ces travaux sont plus que vieillis, ils sont défectueux même au point de vue clinique ; cela va de soi puisqu'ils sont antérieurs à la percussion et à l'auscultation, c'est-à dire aux deux méthodes sur lesquelles repose entièrement le diagnostic physique. Mal connues et imparfaitement comprises, les maladies du cœur étaient décrites sans trop de méthode.

(1) De motu cordis et aneurysmatibus
(2) Traité de la structure du cœur et de ses maladies

Les auteurs dont nous avons parlé passent sous silence, avec beaucoup d'autres symptômes importants, les phénomènes d'origine cérébrale ; ceux qui les ont enregistrés l'ont fait à titre de rareté ou plutôt à cause de la personne chez laquelle ces phénomènes ont été observés. : tel est le cas pour Morgagni et Baglivi.

Tous les deux ont parlé de désordres nerveux survenant chez des individus ayant depuis longtemps présenté des phénomènes non douteux d'affections organiques du cœur. Le malade qui fait l'objet de l'observation du premier était Ramazzini; celui dont Baglivi a fait l'autopsie était le « célèbre anatomiste » Malpighi.

Vers la fin de sa vie, Ramazzini aurait présenté une altération généralisée extrêmement rare de tout le système artériel. Il fut atteint à un âge avancé de palpitations, de dyspnée, d'hémicranie. A 70 ans, les sutures du crâne se relâchèrent et l'on observa des dilatations anévrysmales des artères de la base du pouce et de l'index.

Malpighi eut une première attaque d'apoplexie suivie d'une hémiplégie incomplète et d'affaiblissement des facultés physiques; trois mois plus tard une seconde attaque l'enleva. L'autopsie, montra, outre une hémorrhagie cérébrale étendue, une hypertrophie totale du cœur qui s'était annoncée longtemps avant la terminaison fatale par des palpitations (1).

Outre l'apoplexie, Morgagni a signalé des attaques épileptoïdes. Elles apparurent brusquement chez un homme de 64 ans. « Peu de temps après des émotions morales vives, il tomba pris d'une sorte de vertige. Le lendemain,

(1) Observation rapportée par Corvisart.
« Maladies du cœur» accid, cérébr.

ıl commença à éprouver des mouvements convulsifs et une attaque semblable à celle de l'épılepsie. Cette attaque était courte ; maıs elle se renouvelait fréquemment et se terminait par des rapports fétıdes. Il s'ensuivait quelquefois de la rougeur de la face, quelquefois de la pâleur, mais toujours un sentıment de serrement à la gorge et de pesanteur à l'estomac (1). »

Ces attaques se reproduisirent à plusieurs reprises dans l'espace de vingt-sept jours ; puıs le malade eut de la dyspnée, des hémoptysıes, et ıl succomba quelques mois plus tard dans un accès de suffocatıon.

A l'autopsie, on trouve de l'hydrothorax et de l'hydropéricarde : « Le cœur était très gros par la dılatation de ses ventrıcules et non par l'épaississement de ses parois ; cependant les colonnes étaient grosses, ce que je remarquai surtout dans le ventricule droit. Les oreillettes et toutes les valvules étaient également grosses, mais saines cependant, et les orıfices des artères coronaires étaient de même trop grands. L'aorte aussi était trop grosse jusqu'au commencement de sa courbure. » Le cerveau ne put être examiné.

Cette observation est ıntéressante au point de vue clınıque par le mode d'apparıtıɔn et de développement des accidents. Tout a commencé par le cerveau ; l'ındıvıdu est entré brusquement, de plaın-pıed pour ainsi dire, dans la phase épıleptoïde ; il a eu la catastrophe, l'*ictus* du début ; cet ictus a consisté, comme cela se présente souvent, en un simple accès vertıgıneux ; vers la fin, les attaque épıleptoïdes sont devenues moins fréquentes et le malade est mort par le poumon.

Morgagni a bıen tenté d'établır un rapport entre les

(1) Lettre 64, artıcle 5.

phénomènes cérébraux et les affections du cœur ; mais au lieu de placer les premiers sous la dépendance des secondes il attribue, suivant les idées de son temps, la même origine à tout.

A côté de l'apoplexie et de l'épilepsie, les auteurs du xviiie siècle ont décrit d'autres accidents nerveux, qu'ils rattachaient au mauvais état du cœur. Lancisi rapporte l'observation du cardinal Pellizari, mort d'une hypertrophie cardiaque après avoir présenté longtemps une hypochondrie extrême.

Ainsi, au commencement du siècle, on avait parlé de phénomènes d'origine encéphalique, brusques ou lents, survenant chez des cardiaques ; on avait même noté leur alternance avec des manifestations d'un autre ordre ; mais on n'avait guère songé à se demander quelle relation existait entre les uns et les autres ; par quel mécanisme le fonctionnement défectueux du cœur pouvait retentir sur l'encéphale. Avant la découverte ou plutôt avant l'application courante de l'auscultation, des monographies consacrées aux maladies du cœur parurent en France et en Angleterre, en Allemagne et en Italie. Leur étude aidée, par la percussion, était déjà plus complète et beaucoup plus scientifique que dans le cours du xviii° siècle.

Corvisart, qui avait popularisé chez nous la découverte d'Avenbrugger et lui avait imprimé le cachet de son génie personnel, fît paraître ses leçons sur ce sujet en 1806. Un article est consacré à l'apoplexie considérée dans ses rapports avec les maladies du cœur ou des gros vaisseaux. L'auteur connaissait les observations de Lancisi, de Morgagni, de Baglivi ; mais il n'avait lui-même que peu d'expérience sur ce point. « Ma pratique, dit-il, ne m'a présenté aucun fait de cette nature ; mais différents auteurs nous fourniront des observations pour remplir cette lacune. »

Et plus loin il indique les relations sur lesquelles n'avait insisté personne jusqu'alors :

« Quoique les observations que je viens d'indiquer soient très incomplètes, il est difficile de se persuader que dans ces cas l'*affection du cœur préexistante* n'ait pas été la cause déterminante des apoplexies qui ont terminé les jours de ces individus. Je suis d'autant plus disposé à embrasser cette opinion, qu'il est plus d'une manière de se rendre raison de ces phénomènes. »

Cette apoplexie en effet peut survenir :

1° Quand il existe une affection du cœur avec épaississement des parois de cet organe.

2° Elle peut aussi avoir lieu dans le cas d'anévrysme passif ; dans ceux de compression, de rétrécissement d'un vaisseau principal, ou d'un obstacle quelconque empêchant le retour du sang veineux dans le cœur. Dans le cas où l'apoplexie a lieu chez un sujet dont le cœur est malade par excès de substance ou de force musculaire, il est aisé de concevoir que la résistance des parois des vaisseaux du cerveau n'est plus en rapport avec la force d'impulsion extraordinaire que le cœur imprime au sang ; il faut nécessairement alors que les petits vaisseaux du cerveau deviennent plus perméables à ce fluide ou bien que les tuniques de ces vaisseaux se rompent et donnent lieu à l'épanchement de sang et à l'apoplexie.

Dans le second cas : celui où le sang poussé par le cœur dans le système vasculaire cérébral ne peut revenir à cet organe par suite d'un obstacle quelconque à la circulation. les choses doivent se passer tout différemment ; car alors le système artériel du cerveau s'emplit toujours, et le système veineux ne se vide point, il doit se former des dilatations des veines, peut-être même des artères cérébrales, qui devenues de jour en jour plus considérables arrivent au point de causer la rupture de ces vaisseaux.

Quand on a observé avec soin certains paroxysmes qui se reproduisent dans quelques maladies du cœur, on est très disposé à admettre que c'est un engorgement momentané des vaisseaux cérébraux ; et dans d'autres cas du poumon qui détermine le retour de ces paroxysmes si intenses quelquefois qu'ils paraissent être par leur nature particulière très voisins de l'apoplexie : j'en parlerai plus bas.

J'ai dit dans le commencement de cet article que je n'avais observé dans aucun cas la mort apoplectique évidemment causée par une affection du cœur ; j'ai vu plusieurs fois dans des cas de cette nature tout le système vasculaire cérébral surtout les sinus gorgés de sang ; mais je n'en ai jamais vu d'extravasé dans la substance même du cerveau ou dans ses cavités. J'ai vu également dans des affections analogues de l'eau épanchée dans les ventricules latéraux, à la base du crâne. J'ai souvent observé une infiltration très prononcée entre la pie-mère et l'arachnoïde. Enfin, les dernières heures, quelquefois les derniers jours de la vie présentent ces malades dans un état subapoplectique. Dans plusieurs de mes observations la mort a été pour ainsi dire subite ; je n'ose cependant pas assurer avoir vu un seul cas dans lequel l'apoplexie ait été l'effet évident d'une maladie du cœur (1). »

Au moment ou Corvisart formulait cette réserve, on avait déjà affirmé que les cardiopathies étaient souvent la cause immédiate de l'apoplexie. Legallois (2) avait défendu

(1) Loc. cit.
(2) Bulletin de la Faculté de Médecine tom. I, p. 69.

cette opinion ; puis Aumont (1) relata dans sa thèse inaugurale l'observation de Cabanis, mort d'une hémorrhagie
cérébrale après avoir présenté pendant longtemps les
symptômes d'une affection chronique du cœur.

La question en est à peu près au même point dans les
ouvrages étrangers. Testa reproduit les faits de Morgagni,
de Baglivi, de Corvisart, il consacre un long chapitre à l'état
mental des cardiaques ; hasarde une théorie de l'hypochondrie qui se développe dans ces conditions. Il admet
une relation de causalité entre l'état du cœur et l'apoplexie et cite même une observation d'épilepsie, où plutôt
d'accidents moteurs convulsifs, dont il est difficile de fixer
la nature (2).

Kreysig est plus explicite et plus précis. D'après lui,
l'apoplexie ayant pour origine une maladie du cœur serait
rare, mais elle existerait ; il a trouvé dans ces conditions
une hémorrhagie intra-ventriculaire. D'autres personnes,
souffrant depuis longtemps de palpitations, de dyspnée ;
présentant en outre la plupart des signes appréciables
d'une affection cardiaque, furent frappées d'attaques d'apoplexie. Le coma disparut cependant et il ne resta ni paralysie ni troubles intellectuels, quoique la maladie primitive
fût à son dernier stade. Kreysig a plus insisté que Corvisart
et Testa sur les troubles psychiques. Il en a observé à plusieurs reprises et il en donne une description qui ne manque pas d'intérêt.

« Il m'est arrivé de voir de singulières aberrations dans
l'état de l'esprit. Chez un individu, la maladie du cœur

(1) Propositions relatives à l'influence du cœur sur le cerveau. Paris,
1868.

(2) Malattie del Euvre Bologna 1811-1812.

commença par de l'aliénation mentale : il fut saisi brusquement en marchant. Il avait oublié sa demeure et courait comme un forcené par toute la ville pour la chercher. Un autre qui, après la guérison apparente d'une maladie du cœur, en fut repris de nouveau, tomba dans un délire continu. Pourtant, quand je le vis à la campagne, il me reconnut et sembla consolé par mon arrivée, bien qu'il dit toujours en me montrant du doigt : « Celui-là veut encore m'entraîner avec lui. » Un troisième déjà avancé, qui avait de l'œdème des deux membres inférieurs remontant jusqu'à l'abdomen, de l'ascite, se mit à parler à haute voix pendant qu'il était à table : il semblait en parfaite connaissance, il prononçait constamment les syllabes *perl*, *ferl*, *merl* : il paraissait même les intercaler avec intention dans ses discours comme s'il leur eût attaché une idée particulière que sa langue ne pouvait exprimer d'une manière juste et complète. On lui présente alors une ardoise et il écrit sur elle avec une incroyable rapidité et de diverses manières les mots en question ; on comprit alors qu'il n'avait pas de connaissance. Il est à remarquer que l'état apoplectique ainsi commencé persista. Il vécut encore 17 jours sans jamais avoir recouvré l'intelligence. Pendant 8 jours, il ne but ni ne mangea ; il devenait furieux quand on lui présentait des aliments ou des boissons, se frappait lui-même et tentait de blesser les personnes qui l'approchaient. On doit aussi noter qu'au moment où il fut pris d'apoplexie il eut une excrétion tellement abondante de sueur et d'urine que la tuméfaction disparut entièrement : le corps tout entier devint maigre comme un cadavre ; non-seulement le lit tout entier avait été traversé, mais le liquide coulait jusque sur le plancher. Je n'ai jamais eu l'occasion d'observer un pareil état que je ne puis attribuer à autre chose qu'aux derniers efforts de l'action du système lymphatique, produite peut-être par une préparation de scille dont on lui avait donné une cuillerée à diverses reprises. »

Cette aphasie, survenant brusquement dix-sept jours avant la mort, ne saurait être évidemment rangée parmi les troubles mentaux purs et simples ; il y a toute raison de croire qu'il s'était fait une embolie dans un des vaisseaux de l'encéphale.

La même action fut étudiée par Bricheteau et Ravier en 1819, puis par Rochoux ; les deux premiers conclurent à l'influence des affections du cœur sur le cerveau, et leur attribuèrent bon nombre d'apoplexies. Rochoux, au contraire soumettant à un examen critique les travaux publiés avant lui et s'aidant de sa propre expérience, déclara que les choses étaient beauconp plus rares que certains ne l'avaient dit. Il reprocha à Ravier et à Bricheteau d'avoir placé à côté les unes des autres, et un peu au hasard, des lésions absolument différentes du cerveau et de ses enveloppes, telles que les méningites vagues ou chroniques, des hydrocéphales, des hémorrhagies ; de n'avoir même pas démontré si l'encéphale avait en réalité été pris avant ou après le cœur.

Quant à lui, à l'autopsie de 42 individus ayant succombé à des hémorrhagies cérébrales, il n'a trouvé que 3 fois l'hypertrophie du cœur.

Si l'on jette un coup d'œil sur l'état des connaissances en 1820, époque où parurent la plupart de ces travaux, on comprendra que la discussion devait être nécessairement un peu confuse ; que, partant de points de départ différents, les écrivains ne pouvaient pas toujours s'entendre : l'anatomie pathologique n'avait pas encore détrôné la nosologie proprement dite, et, tandis que les uns parlaient déjà d'hémorrhagie et de ramollissement cérébraux, les autres en étaient encore à l'apoplexie sanguine ou séreuse. On réunissait tous les faits dans un même cadre ; on se demandait d'une façon générale de quelle manière les affections du cœur pouvaient engendrer celles du cerveau ; mais on ne songeait pas à établir la différence pathogénique entre l'hémorrhagie et le ramollissement ; on ne voyait que l'hypertrophie ou la dilatation : l'anévrysme passif, comme on disait alors ; il était peu question de l'état des valvules. Corvisart seul avait noté dans un cas de ramollissement cérébral la présence, sur le bord libre de la mitrale, de petites végétations qu'il comparait à des condylômes.

Les choses restèrent dans le même état jusqu'au jour où fut professée la théorie de l'embolie. A partir de ce moment, la pathogénie des hémorrhagies et des ramollissements du cerveau fut envisagée sous un nouveau jour ; on comprit cette fois comment certaines maladies du cœur pouvaient être le point de depart d'affections déterminées du [cerveau. Et si aujourd'hui nous sommes obligés d'avoir recours aux conditions dynamiques de la circulation, à la composition du sang, c'est pour expliquer des symptômes irréguliers et mal déterminés comme les accidents psychiques.

Aux médecins du commencement du siècle revient donc le mérite d'avoir montré la corrélation d'un certain nombre d'affections cardiaques et cérébrales, à notre génération, celui d'avoir précisé ces affections et d'en avoir fixé e mécanisme.

CHAPITRE II.

ACCIDENTS PSYCHIQUES DES CARDIAQUES.

Nous devons établir, dès le début de ce chapitre, une division basée sur l'époque à laquelle se développent les phénomènes que nous allons étudier. Les uns sont précoces, ils se montrent lorsque la maladie a été plutôt soupçonnée que reconnue : on a beaucoup discuté sur leur nature et leur pathogénie. Les autres au contraire sont tardifs ; on les voit à chaque attaque d'asystolie, parfois même plus tard au moment de la cachexie cardiaque.

Pour ces derniers, pas de discussion possible, ils sont manifestement en rapport avec l'état du cœur. On peut tout au plus se demander quelle part les conditions de la circulation cérébrale prennent à leur développement ; quel rôle joue la constitution chimique du sang ?

§ I. — *Chronologie des troubles psychiques.*
Leurs formes cliniques.

1° *Accidents précoces.* — Le malade de l'observation XII va nous fournir un exemple d'une variété assez fréquente. Son délire fut un délire actif, caractérisé par une excitation continue, une susceptibilité exagérée dans un ordre d'idées particulier, une tendance marquée aux violences. Ces phénomènes constituaient une manifestation presque isolée de la maladie ; il n'était pas entré à l'hôpital volontairement, comme la plupart des cardiaques ; il ne se plai-

gnait a ce moment, ni de palpitations, ni de dyspnée, ni
d'œdème. Tout avait débuté par un changement défavorable
dans le caractère : il était devenu taciturne, soupçonneux ;
plus tard cet état s'accentua et sa femme, effrayée par
des menaces et même des violences, demanda son admis-
sion dans un asile d'aliénés.

A son entrée, on trouva à l'auscultation les signes d'une
lésion mitrale et un ralentissement extrême du pouls (29
pulsations par minute). De prime abord il paraissait calme,
resigné; il ne commettait pas d'actes nuisibles, il ne diva-
guait pas, répondait intelligiblement aux questions qu'on
lui posait. Son délire avait une forme particulière : la jalousie. Cette préoccupation, que rien ne justifiait, s'était
manifestée depuis un mois environ, une lettre écrite peu
après son entrée à l'hôpital traduit fidèlement cet état.

Les termes sont insolites et grossiers ; mais il n'y a pas
d'interruptions extravagantes dans la rédaction. A part la
forme, rien ne pourrait faire soupçonner l'aliénation
mentale chez celui qui l'a écrite. Le malade était,
avons-nous dit, dominé par une idée fixe ; il l'expo-
sait nettement en termes pittoresques mais peu acadé-
miques et en déduisait logiquement les conséquences.

Des faits insignifiants prenaient des proportions extrêmement graves : si sa femme avait voulu le faire enfermer
dans un asile d'aliénés, c'est qu'elle voulait se débarrasser
d'un contrôle gênant ; c'était une personne sans mœurs,
une mère dénaturée, qui n'hésitait pas à spéculer sur
l'honneur de sa fille ; les amis de la famille, les individus
chez lesquels elle avait travaillé, étaient ses amants. Tous
renseignements pris, ces faits étaient illusoires, et sa
femme à l'abri de tout reproche.

Poursuivi par son idée fixe, le malade passait des récriminations aux ordres, des avertissements aux injures. Vers la fin l'expression « gare à ta peau, cochonne, » revient à trois reprises ainsi que des menaces contre ses amants ; il exige que sa femme vienne le réclamer ; il ne veut ni entrer dans un asile d'aliénés, ni rester à l'hôpital, dont il « sortira de gré ou de force ».

Au bout de quelque temps, son état général s'améliore, le fonctionnement du cœur devient meilleur, le pouls se relève; une évolution analogue se produit du côté des phénomènes cérébraux ; le malade s'ennuie toujours à l'hôpital et veut en sortir; mais cette fois les idées ont pris une autre tournure.

Dans une deuxième lettre, il déplore son sort ; il est préoccupé par des idées tristes : un individu placé dans les mêmes conditions est mort à côté de lui parce que « les medecins n'ont pas voulu le lâcher » ; les soins sont nuls, etc. Cette fois les expressions ordurières ont été remplacées par des termes presque affectueux; le malade ne menace plus, il supplie. S'il parle d'individus qu'il avait qualifiés dans sa première lettre d'une façon peu parlementaire, il n'en dit rien que de convenable.

Était-ce bien là l'expression d'une amélioration réelle, suite d'une amélioration correspondante des fonctions cérébrales? La transformation du style résultait-elle, au contraire, d'un calcul du malade?-On serait disposé à l'admettre. Il était soupçonneux et interprétait mal les faits ; mais il était conséquent avec lui-même. La première lettre avait été montrée à plusieurs personnes; il le savait, ses menaces n'avaient point effrayé sa femme, il résolut probablement, pour atteindre son but, de suivre une autre voie : de dissimuler.

N'ayant pas mieux réussi que la première fois, il sortit

furtivement la nuit de l'hôpital, après avoir préparé cette espèce d'évasion avec une certaine habileté. Arrivé chez lui à 5 heures du matin, il ne se porta à aucune violence, prit des habits et quitta son domicile; on ne l'a plus revu.

Cette variété de délire a été observée dans d'autres cas. Elle est en rapport avec ce que Testa, Allan-Burns, Kreysig ont dit de l'hypochondrie et de la mélancolie des cardiaques.

D'après Witkowski, leur délire serait caractérisé moins par la fuite des idées que par de la perte de la conscience (1).

Pourtant ils auraient souvent de l'agitation, des impulsions redoutables, commettraient des actes nuisibles pour eux et pour les autres. Il s'en faut de beaucoup que l'évolution de ces troubles soit toujours régulière et telle qu'on puisse tracer un cadre dans lequel il soit possible de faire entrer tous les cas.

Parfois les accidents sont à peu près de même ordre, mais beaucoup plus légers. Une malade du service de M. le professeur Lasègue, dont le D⍰ Hirtz a rapporté l'observation présentait une surexcitation morale particulière. « Attentive à tout ce qui l'entoure, son esprit est toujours inquiet ; d'une prévenance, mais d'une susceptibilité exagérées, elle est devenue très irritable, la moindre contrariété l'émeut vivement, elle s'anime avec la plus grande facilité, raconte toujours les mêmes épisodes de sa vie et verse facilement des pleurs.

« La mémoire est quelque peu altérée et souvent elle cherche longtemps sans le trouver un objet qu'elle vient de déplacer.

(1) Voir Schule, Psychosen in Ziemssen's Handb. d. Pathol. u. Therapie.

« La moindre fatigue lui devient intolérable, elle s'assoupit facilement dans la journée et s'est déjà endormie en se déshabillant ».

Ce cas se rapproche du nôtre ; en joignant la susceptibilité, la tendance à revenir constamment sur les mêmes faits, on conçoit facilement que si une propension à la jalousie eût existé anterieurement, la personne en question eût présenté un état mental semblable à celui du premier malade.

Dans d'autres cas, on peut voir, au lieu d'une excitation, une dépression constante. Si le terme du premier état est la manie, celui du second est la démence. Tel fut le cas chez une jeune fille de 20 ans observée par Law. Il y eut d'abord un état soporeux presque continu ; des dérivatifs locaux firent diminuer les accidents ; mais dans l'espace d'un an, ils se représentèrent à plusieurs reprises avec le même caractère dépressif. La mémoire et l'intelligence étaient chez elle tellement affaiblies à un certain moment que l'on songea à la placer dans un asile d'aliénées. Elle avait eu dans cet intervalle de la parésie du bras gauche et de la face. Ces symptômes persistèrent ; mais l'état mental devint meilleur ; et, au bout d'un an, la malade pouvait vaquer à ses occupations (obs. X). Cette femme avait une insuffisance mitrale (1).

Dans les faits que nous venons de voir, les troubles intellectuels ou moraux ont dominé ; les autres accidents cérébraux ont été absents ou sont apparus d'une façon incidente, comme des épisodes. Les choses peuvent se passer autrement : chez certains individus l'affaissement, l'*alour-*

(1) Diseases of the Brain dependent on Diseases of the Heart. Th ʼ Dubl. med. Journal, 1840, p. 182.

dissement des idées n'est que le prélude d'une attaque apo‑plectiforme ou d'une paralysie. Un officier âgé de 62 ans et observé par Adams eut dans l'espace de sept ans, vingt attaques d'apoplexie précédées chacune, pendant un ou deux jours, d'affaiblissement de la mémoire et de torpeur intellectuelle. A l'autopsie, on trouvait le cœur dilaté et en dégénérescence graisseuse ; il y avait des lésions analogues dans la plus grande partie du système artériel et surtout dans l'encéphale. (Obs. II.)

D'après Schuler, les accidents psychiques des cardiaques pouvaient être réunis sous deux formes : l'excitation, dont le dernier terme est la manie furieuse, et la dépression. Cette dernière se rencontrerait surtout chez les mitraux (1).

Les cas indiqués ci-dessus nous paraissent mettre hors de doute la corrélation des accidents relatés avec l'état du cœur ; peut‑être pourrait-on en trouver d'autres en nombre suffisant ponr généraliser et permettre d'étudier les relations de la folie envisagée dans son ensemble avec les cardiopathies.

« L'influence exercée, dit M. Maurice Raynaud, par les maladies du cœur sur le développement de la folie est acceptée par la plupart des médecins voués à l'étude des maladies mentales. Plusieurs même nous paraissent avoir exagéré cette influence. Ainsi sur 75 autopsies pratiquées à l'asile de Sodlitz, Voppel aurait trouvé 12 cas d'affections du cœur : 16 0/0. Dans une autre série, il dit avoir rencontré dans les 3/5ᵉ des affections légères des valvules et dans 1/35ᵉ des lésions considérables. Tyermam à l'asile de Colney Halees a trouvé sur 1/7ᵉ des aliénés des lésions du cœur et des valvules. Toutes ces statistiques n'ont pas grande

(1) Loc cit.

valeur. En effet, il y avait parmi ces morts un grand nombre de gens âgés et l'on sait combien il est rare de rencon-
trer les valvules absolument saines à une époque avancée
de la vie. Il n'est pas douteux que pour beaucoup de ces
cas les lésions ne se soient développees à une époque où la
folie existait déjà. D'ailleurs, ainsi que le fait observer
Griesinger, le diagnostic des maladies du cœur est rendu
difficile par ce fait que dans les états d'excitation on entend très souvent des bruits anormaux, surtout au niveau
des valvules aortiques, sans que pour cela il y ait des lésions valvulaires. »

Dans une étude intéressante, consacrée aux rapports
des maladies du cœur avec les troubles de la pensée, Saucerotte a noté chez la plupart des individus affectés d'hypertrophie un développement extrême de la sensibilité
morale : « Observés de près, dit-il, ces malades s'émeuvent
à la moindre impression : ils pleurent et vous racontent
leurs maux, un regard les trouble, un mot les déconcerte ;
ils se laissent emporter à la fougue d'une première impression ou d'une colère irréfléchie : ils s'émeuvent au point de
trembler dans des circonstances où d'autres garderaient
leur sang-froid. »

Ce tableau nous paraît un peu chargé ; cependant nous
reconnaissons avec Saucerotte que l'on voit assez souvent coïncider, avec des exacerbations momentanees, des
troubles cardiaques, un retour périodique de tendances
hypochondriaques, d'idées systématiques bizarres, d'illu-
sions des sens, et d'hallucinations qui sont le plus souvent
de nature terrifiante.

« On a pu observer récemment dans le service de M. le
professeur Potain, à l'hôpital Necker, un très beau cas de
lypémanie, dont les accès paraissaient manifestement liés

au retour de l'asystolie. Dans un autre cas, dont nous avons recueilli l'observation, le malade était obsédé par des idées de grandeur, par des conceptions ambitieuses dont il reconnaît lui-même l'absurdité, mais dont il lui était impossible de se défendre (1). »

Ces réflexions judicieuses qui ont été formulées il y a dix ans déjà sont encore vraies aujourd'hui et nous ne saurions mieux faire que de nous associer aux réserves formulées par l'auteur.

2o *Accidents de la période ultime.* — L'expression de période ultime ne doit pas être prise à la lettre : elle est plus rapprochée de la terminaison que celle dans laquelle se développent les accidents que nous avons étudiés précédemment, voilà tout. Pour certains cas cependant l'apparition d'un délire est un phénomène grave annonçant une terminaison prochaine, alors même que l'affection du cœur serait restée presque latente jusqu'à ce moment. « Ces troubles intellectuels précèdent en général d'assez peu l'éclosion des accidents ultimes, dit M. Sée (2). »

Au point de vue symptomatique, nous retrouvons ici encore les deux formes dont nous avons parlé : l'excitation et la dépression. Les cas qui se rattachent à la première présentent sensiblement le même caractère qu'à la période précoce. C'est une irritation, une espèce d'effervescence intellectuelle plutôt qu'une démence véritable. M. Peter en a donné un exemple très intéressant dans une de ses leçons cliniques en 1870. Il est relatif à une personne d'une soixantaine d'années ayant occupé en Bel-

(1) Dict. de médecine et de chirurgie pratiques, art. Cœur. Pathologie générale.
(2) Maladies du Cœur, p. 272.

gique une assez haute position et qui avait une lésion de
l'orifice mitral. « Ce malade infiltré par les jambes et par
le poumon, en proie à tous les accidents de l'asynergie car-
dio-vasculaire, eut pendant près de 48 heures une véritable
attaque d'aliénation mentale. Lui, qui ne pouvait quitter
son fauteuil ou son lit, il se lève tout à coup, s'habille
avec l'assistance de son valet et sort en voiture pour aller
à la Chambre. Il se croyait en Belgique. Or je vous assure
que jusque-là et par suite d'une sorte d'égoïsme bien per-
mis aux malades il s'inquiétait plus de l'état de sa santé
que des intérêts de son pays, objet de sa préoccupation
presque exclusive autrefois. Et ainsi deux jours de suite,
il fit le tour des Champs-Elysées sous prétexte d'affaires
politiques, étonnant son entourage par l'abondance de sa
diction, qui contrastait avec sa taciturnité de malade. Puis
après cette période d'excitation, il retomba dans le collapsus en recouvrant toute sa lucidité d'esprit et mourut une
quinzaine de jours plus tard (1). »

Un second exemple a été observé par le même auteur
chez un autre individu affecté d'une double lésion mitrale.
Comme celui dont nous avons parlé, ce malade avait un
ralentissement extrême du pouls que M. Peter attribue à la
digitale. Les accidents psychiques se rapportaient à un autre ordre d'idées; les impressions tristes dominaient : toutes les nuits le malade était obsédé par l'idée qu'il était ac-
cablé de dettes.

Dans un cas que nous avons eu l'occasion de voir à la
Maison municipale de santé, le délire présenta une certaine
similitude avec celui des paralytiques généraux. Le malade,
qui était d'habitude sombre et taciturne, devint tout à coup

(1) Mouvement médical, 1870.

joyeux et loquace ; il avait, disait-il, gagné un lot de plusieurs millions à je ne sais quel tirage; il succomba le lendemain. « Les accidents cérébraux nocturnes ne s'observent en effet qu'à la dernière période des affections du cœur et indiquent que la fin n'est pas loin. » (Péter) (1).

Il est bon de faire remarquer que ce grave pronostic se rapporte aux accidents qui se développent pendant la nuit. Le malade de notre observation XIII est un exemple de délire diurne grave. Il y a eu même des hallucinations de la vue que les antécédents ne permettaient pas d'attribuer à l'alcoolisme. Le malade voyait des cabriolets qui s'avançaient sur lui et dont les cochers le menaçaient ; malgré cela, les accidents circulatoires diminuèrent et les hallucinations disparurent.

La forme torpide, moins fréquente, est également moins caractéristique que la précédente. Il n'y a pas de délire, mais un affaissement, une déchéance intellectuelle, dont les malades ont parfois conscience : ce sont les troubles cérébraux ordinaires du marasme cardiaque. Certains, après avoir commencé une réponse laborieuse aux questions du médecin, s'arrêtent ou s'interrompent en disant « je ne sais trop, je ne me souviens plus ». D'autres restent somnolents une partie du jour; ils se meuvent avec peine pour prendre de la nourriture ou se soumettre aux examens. La volonté semble s'éteindre avec le reste. L'expression du visage exprime la résignation ou plutôt l'impuissance à réagir. « Cette malheureuse, dit Testa en parlant d'une malade qu'il observa dans ces conditions, tomba deux jours après son entrée à l'hôpital dans une somnolence continuelle : ses réponses étaient lentes et

(1) Loc. cit., 342.

difficiles, ses facultés baissèrent de plus en plus et elle resta jusqu'au moment de la mort dans un état semi-comateux dont il était difficile de la tirer. »

Ainsi chez les cardiaques le sensorium peut être touché à une epoque assez éloignée de la terminaison au moment d'une attaque d'asystolie, ou beaucoup plus tard dans la période ultime de la maladie. Dans les deux cas, on peut se trouver en présence d'accidents d'excitation, de délire ressemblant à celui des maniaques ou des paralytiques généraux. D'autres fois, c'est la dépression qui l'emporte, et dans ces cas les troubles psychiques restent rarement isolés, ils servent de prélude à l'apoplexie ou à la paralysie. Enfin, peu de temps avant la mort, les deux formes peuvent se succéder dans un ordre à peu près régulier : l'excitation et le délire correspondant ouvrent la scène : le collapsus et l'affaissement leur succèdent et persistent jusqu'à la mort.

§ II. — *Quelles sont les affections chroniques du cœur qui s'accompagnent de préférence de troubles psychiques ?*

Nos trois observations comme celles de Law, de Peter, de Hirtz, sont relatives à des affections de l'orifice mitral. À priori, la chose peut sembler extraordinaire. Les affections aortiques, surtout les insuffisances valvulaires, devraient plutôt s'accompagner d'irrégularités dans le fonctionnement du cerveau. Si elles ne sont pas compensées, cet organe reçoit une quantité de sang inférieure à la moyenne normale ; si elles sont compensées, les conditions diffèrent, mais sont encore défavorables. Par suite de l'énergie des contractions du ventricule gauche, la circulation cérébrale est accrue; au lieu d'anémie, nous devrions avoir de la congestion. On a vu le rôle que les médecins du commencement du siècle faisaient jouer à l'hypertrophie cardiaque dans l'étiologie des hémorrhagies cérébrales. Les choses ne se passent point de la sorte, doit-on en conclure que l'insuffisance aortique ne retentit pas sur l'encéphale? qu'elle ne s'accompagne pas de troubles nerveux ? Ce serait aller trop loin. Un malade d'Adams avait de temps en temps des attaques pseudo-apoplectiques; seulement, au lieu d'être précédées, comme nous l'avons vu dans quelques cas, d'une période d'excitation, elles avaient pour prodromes des vertiges, une sensation pénible de plénitude dans la tête, et enfin l'audition d'une sorte de bruit que le malade comparait au roulement lointain du tonnerre. « Un certain degré de somnolence, dit M. Sée, est un symptôme assez habituel chez les personnes atteintes d'affections aortiques. Cette somnolence contraste d'ailleurs avec le sommeil agité et l'agrypnie qui tourmentent généralement les malades. En dehors de ces cas, la somnolence ou le sopor est, en général, une manifestation tardive qui succède aux phénomènes d'excitation cérébrale et qui n'est que le prélude des accidents ultimes. »

« Dans les affections sigmoïdes, dit M. Lasègue, le malade est pris à n'importe quel moment d'étouffement et d'angoisse, les crises sont brusques, il est impossible de leur assigner une cause : des efforts corporels violents et prolongés ne les provoquent point. Elles sont uniformes chez presque tous les individus : le vertige, l'éblouissement, le subcoma sont les accidents cérébraux qui les accompagnent le plus souvent. En temps ordinaire le caractère est irrascible ; la mort subite est beaucoup plus rare qu'on ne le dit.

« Si au contraire nous examinons un malade d'un certain

âge atteint d'une lésion mitrale, nous constatons de la flaccidité artérielle, souvent la crise asystolique ne commence que quand la tricuspide devient insuffisante ; la marche de l'accès est lente, graduelle, presque insensible.

« Cette évolution est également manifeste du côté de l'encéphale, le délire survient sans choc, il y a des lacunes dans les idées, puis de l'agitation ; le malade a besoin de se mouvoir, il est loquace et cependant il a perdu la mémoire. Lorsque plus tard l'infiltration œdémateuse est étendue aux deux membres inférieurs, lorsque la quantité d'urine est notablement diminuée, alors le délire change de caractère : c'est un délire de persécution ou un délire mixte, fragmenté en plusieurs formules. Cette fois l'intégrité des fonctions cérébrales ne se rétablira qu'après la crise, et chaque nouvelle attaque ajoutera quelque chose à cette déchéance. On doit évidemment faire la part du surmenage du cœur et celle de l'urémie. »

Nous n'avons rien à ajouter à ce parallèle magistral.

CHATITRE III.

PATHOGÉNIE DES ACCIDENTS PSYCHIQUES.

Si nous examinons ce qui est connu actuellement relativement à l'influence des maladies du cœur sur le cerveau, nous ne trouvons absolument qu'un mécanisme bien démontré, l'embolie. En de horsde là, on peut faire intervenir l'exagération mécanique de la circulation, l'œdème cérébral, l'hyperémie artérielle ou veineuse ; toutes les raisons que l'on peut donner en faveur de telle ou telle doctrine sont plausibles, aucune n'est probante.

La théorie de l'embolie qui repose sur des faits indéniables est au contraire si simple et si rationnelle que l'on a tenté de la pousser jusqu'à ses dernières conséquences et de la faire intervenir pour tous les phénomènes douteux. On a expliqué par elle les paralysies, ce qui était naturel; mais elle a servi aussi à expliquer les troubles moteurs sensoriels et même psychiques, ce qui l'était beaucoup moins.

Au point de vue spécial où nous nous sommes placé, ces discussions ne manquent pas d'intérêt. Il existe des relations extrêmement étroites entre les accidents d'origine cérébrale : ls peuvent se masquer les uns les autres, alterner, se succéder. Prenons les troubles du mouvement, et ceux du sensorium par exemple ; on les voit se combiner de bien des façous dans une névrose motrice par excellence', la chorée. Certains aliénistes ont même établi entre elle et certaines folies un rapport de causalité; il existerait une manie choréique assez analogue à celle que Lombroso a appelée *mania cardiaca*. Affections du cœur et chorée, chorée et manie, affections du cœur et troubles psychiques, voilà autant de groupements que l'on a faits et qu'il serait bien tentant de ramener à un mécanisme simple et toujours le même. Nous savons déjà que des désordres mentaux avec de l'excitation et de la dépression ont précédé plus d'une fois des attaques d'apoplexie. Nous avons cité à ce propos les cas de Law, d'Adams, de Kreysig ; nous avons parlé dans l'historique des efforts des médecins du commencement du siècle pour établir une relation étiologique entre l'hémorrhagie cérébrale et l'hypertrophie cardiaque. Chez une personne qui avait une affection mitrale ancienne, Stabell découvrit dans l'artère cérébrale droite un embolus venant probablement de la valvule dont le bord était parsemé de végétations. Six semaines avant la mort, il y eut des troubles psychiques caractérisés par de l'excitation. Il ne serait donc nullement absurde d'admettre que dans tous les cas, il se fait des embolies ; que la nature des symptômes et leur intensité varient d'après le volume de l'embolus, l'importance et le siège du vaisseau oblitéré ; que les psychoses, les hyperkinésies ou les paralysies ne diffèrent pas quant à leur origine. Cette théorie a été défendue avec conviction, presque avec passion pour la chorée. On a discuté et interprété les faits qui semblaient la confirmer comme ceux de Brœdbent, de Gray de Tuckvell, etc. Nous ne saurions mieux faire, pour montrer où nous en sommes aujourd'hui, que de citer une excellente discussion critique sur ce sujet qui doit paraître prochainement dans le Dictionnaire encyclopédique des sciences médicales, et dont nous devons la communication à l'extrême obligeance de son auteur, le docteur F. Raymond.

« La théorie de l'*embolie* a été la conséquence logique des doctrines qui rattachent toutes les chorées à des affections du cœur. Nous savons qu'elles ont pris naissance en Angleterre ;

que Bright, et plus récemment Kirkes les ont défendues avec une conviction absolue. En même temps que des lésions valvulaires, on trouvait des désordres presque toujours identiques dans l'encéphale : ramollissement du corps opto-strié, des circonvolutions ; parfois, encéphalite de voisinage. Rapprochant ces faits, Jackson regarda à juste titre le second comme la suite du premier. Des observations nombreuses semblaient lui donner raison. On a vu l'hémiplégie survenir chez des choréiques ; l'autopsie montrait souvent alors un ramollissement unilatéral.

Tuckwell avait été amené déjà aux mêmes conclusions : en 1861, il a vu dans le service de Trousseau, à l'Hôtel-Dieu de Paris, un individu mort de chorée grave, chez lequel on n'a trouvé d'autres lésions que des végétations friables sur la mitrale. Pendant l'été de 1862, il a constaté la même chose à l'autopsie d'une femme enceinte ayant succombé à l'hôpital général de Vienne.

En Angleterre, Mouckton avait publié l'année précédente une observation de chorée suivie de mort, dans laquelle il y avait des végétations fibrineuses sur la mitrale et probablement une obstruction embolique de l'humérale.

Ces faits conduisirent Tuckwell à rejeter une partie des données admises jusqu'alors, et à formuler des conclusions réservées et peu discutables.

1° Lorsqu'une chorée se termine par la mort, la présence des végétations sur les valvules cardiaques est de règle.

2° Elles peuvent être détachées aisément et lancées dans la circulation. Le ramollissement encéphalique est la conséquence de l'obstruction des cérébrales : le ramollissement médullaire est dû à une oblitération analogue des artères spinales. Il y a parfois des végétations sur les valvules cardiaques, lors même qu'on n'entend aucun souffle pendant la vie.

Jusque-là tout allait bien. Les faits étaient si probants qu'ils ouvraient la voie aux prévisions ; Tuckwell l'a compris, il a soin de mettre en garde les observateurs qui le suivront contre toute exagération. « On se demandera naturellement si l'on ne doit pas assimiler aux cas graves les cas légers dans lesquels nous ne pouvons faire l'examen nécroscopique des organes. Une telle généralisation serait aujourd'hui prématurée. »

C'est précisément cette généralisation qui constitue la théorie de l'embolie, théorie *fort discutable,* dit Jaccoud.

Tous les individus ayant sur les valvules des végétations susceptibles de se détacher seraient menacés au même titre de ramollissement et de chorée ; si l'embolus est assez volumineux pour obturer une branche importante, la première lésion se produit ; si, au contraire, des fragments insignifiants, presque granuleux, se détachent, les dernières ramifications artérielles et les capillaires seront seuls oblitérés. Ces thromboses de petits vaisseaux amènent dans le voisinage des zones irrégulières d'anémie et d'encéphalite ; parfois des hémorrhagies punctiformes, des infarctus. Les désordres moteurs sont consécutifs aux troubles circulatoires du cerveau : lorsque les lésions sont peu prononcées et bien limitées, on a affaire à des chorées légères ; les cas graves correspondent à des altérations étendues, mais le plus souvent réparables. Telle est la théorie embolique de la chorée. Sa simplicité a séduit presque tout le monde ; acceptée rapidement par les mé-

decins anglais, elle fit aussi vite son chemin en Allemagne ;
on réunit d'abord les faits propres à l'étayer sans tenir
grand compte de ceux qui semblaient la contredire ;
Frerichs lui-même s'y rallia.

Nous n'avons eu jusqu'ici que des arguments favora-
bles ; examinons maintenant les pièces contradictoires.
Pour que la doctrine fût inébranlable, il faudrait démon-
trer : 1° que la plupart des lésions emboliques du corps
opto-strié guérissent ; 2° que les mouvements choréiques
sont sous la dépendance exclusive de cet organe ou tout
au moins de l'encéphale ; 3° que tous les individus qui ont
succombé avec des désordres cérébraux étaient dans les
conditions convenables pour qu'une embolie se produisît ;
4° qu'elle seule est capable de déterminer l'hyperkinésie ;
qu'une lésion inflammatoire produite par toute autre cause
n'amène ni exagération, ni incoordination motrices.

Aucune de ces propositions n'est prouvée, quelques-unes
même sont peu plausibles. Ce que nous savons actuellement sur l'embolie des ganglions cérébraux nous porte à
la considérer comme grave. Certains troubles sont compa-
tibles avec la vie et il n'èst pas rare qu'à l'autopsie des
vieillards on trouve des foyers ocreux comme trace d'un
processus nécrobiotique antérieur ; mais cette circon-
stance ne saurait infirmer l'opinion relative au pronostic
de la lésion en elle-même. Bien souvent, quand il y a une
attaque d'hémiplégie, les mouvements restent plus ou
moins difficiles ; à la paralysie du début succède une
parésie persistante accompagnée parfois d'hémichorée :
souvent de déformations et d'attitudes anormales. Dans
la danse de Saint-Guy, les choses se passent autrement :
lorsque les paralysies motrices et sensitives ont existé,
elles disparaissent en même temps que le trouble des mou-

vements ; la *restitutio ad integrum* est de règle. Ici donc point d'analogie, les lésions emboliques vulgaires sont graves, elles ne se réparent que d'une manière incomplète, et, le plus souvent, on trouve à leur suite des troubles fonctionnels : celles de la chorée seraient, au contraire, bénignes dans le plus grand nombre de cas ; elles n'altéreraient les organes que d'une façon temporaire et disparaîtraient sans laisser de traces.

La localisation de mouvements dans le corps opto-strié, admise par Broadbent, n'est pas plus certaine ; des recherches de pathologie expérimentale montrent, au contraire, que la moelle y contribue. Chez un chien choréique, Chauveau en a fait la section immédiatement au-dessous du crâne ; les mouvements convulsifs furent affaiblis, mais ils persistèrent jusqu'à la mort. Carville et Bert ont vu la même chose. Legros et Onimus ont procédé d'une autre manière : après avoir mis à nu la moelle, ils ont irrité avec la pointe d'un scalpel les cordons postérieurs ; les contractions musculaires ont été exagérées ; la section des racines postérieures n'a eu aucune influence. L'affaiblissement et la disparition complète des mouvements n'ont été amenés que par l'excision des cornes et des cordons postérieurs. Les deux expérimentateurs ont conclu de là que la chorée a son siège dans les cellules des cornes postérieures ou les fibres nerveuses qui les relient aux cellules motrices.

Gowers et Sankey ont seuls constaté des phénomènes inverses. Dans un cas, ils ont vu le mouvement cesser après qu'ils eurent coupé la moelle cervicale ; il est vrai que les lésions étaient étendues, qu'elles intéressaient l'axe spinal dans presque toute sa longueur, que les éléments restés intacts étaient peu nombreux relativement aux au-

tres Ces auteurs voient là l'explication de l'anomalie qu'ils·
ont constatée ; la puissance nerveuse des rares cellules
motrices restées saines aurait été anéantie sous l'influence
du choc produit par la section médullaire. Avec une inter-
prétation hardie, peut-être, mais assurément judicieuse de
tous ces faits, Jaccoud est arrivé à conclure « que les ap-
pareils assurant la coordination motrice sont échelonnés
dans toute la longueur de l'axe cérébro-spinal » et que, par
conséquent, la localisation de la chorée peut varier suivant
la diffusion des phénomènes.

Il faudrait une grande bonne volonté pour adapter la
théorie de l'embolie à ces résultats. Nous avions d'abord
une lésion ou plutôt des lésions légères de départements
bien circonscrits, nous devrons maintenant admettre
qu'elles étaient assez graves pour retentir sur la moelle,
ou qu'il y a eu des embolies dans ses artérioles et ses capillaires. Cette succession d'hypothèses est nécessaire, mais
elle montre bien le côté faible d'une conception que l'on a
voulu généraliser trop tôt.

Passons à des objections d'un autre ordre. On a trouvé
du ramollissement cérébral chez des choréiques ayant des
végétations sur les valvules, parfois même le *corpus delicti*
a pu être découvert dans les vaisseaux, mais parfois l'encéphalite existait seule. Les partisans convaincus de la
théorie ont accusé le manque d'habileté des observateurs,
l'imperfection de nos moyens d'exploration ; certains ont
même dit qu'on n'avait pas trouvé l'embolus au milieu du
magma nécrobiotique, mais qu'il avait existé au début et
avait été la cause de tout. Cette dernière considération est
difficile à concilier avec l'opinion de Jackson, de Tuckwell,
qui insistent particulièrement sur les embolies multiples
des petits vaisseaux. On s'explique mal comment leur dis-

parition pourrait être assez complète pour qu'au micros-
cope on n'en retrouvât plus de trace. Dans une observation
de Meynert, les lésions s'étendaient au corps opto-strié, à
l'insula, à la substance grise qui entoure l'aqueduc de
Sylvius, à la moelle. L'examen microscopique fut fait avec
un soin rigoureux et on ne découvrit pas le moindre embolus. Nous avons parlé assez longuement du cas d'Elis-
cher pour montrer comment tout fut examiné; on trouva
seulement les lésions de l'encéphalite à différents degrés.
La même chose est arrivée dans des cas de Spencer, de
Lawson Tait, de Barnes. Dickinson a trouvé de la dilatation vasculaire, de la dégénérescence périartérielle, des
taches symétriques de sclérose, et c'est tout. Nous sommes
donc loin pour ce qui concerne l'encéphale d'y trouver la
confirmation absolue de la doctrine anglaise.

L'examen du cœur n'est guère plus convaincant. Sur les
16 cas de Ogle, les valvules furent trouvées 6 fois saines.
Dans 2 autopsies sur 3, Steiner a noté la même intégrité.
« La théorie est absolument contredite par nos observations, dit Dickinson ; dans les 22 cas on n'a jamais trouvé
rien qui ressemblât à une embolie. Les lésions cardiaques
les plus ordinaires étaient constituées par des granulations
fines, limitées, régulières de la vulve mitrale n'ayant nullement le caractère des exsudats fibrineux qui se détachent
et en déterminent. » L'absence de lésions cardiaques donne
plus d'importance encore aux arguments négatifs fournis
par l'examen du cerveau. Non seulement on l'a trouvé
malade sans qu'il y eût d'embolie, mais encore il était impossible qu'il s'en produisît, puisque l'organe central de la
circulation était sain ou ne présentait point de rugosités
capables de se détacher.

Du reste, la thrombose embolique n'est jamais seule, le

plus souvent elle est accompagnée d'inflammation et parfois d'hémorrhagie de voisinage; une expérience faite dans le laboratoire de l'Institut de pathologie expérimentale de Vienne, et rapportée par Rosenthal, le met en évidence.

« Chez un chien atteint depuis longtemps de mouvements choréiques surtout dans le membre antérieur droit, on fait une injection de petites graines de fleurs par la carotide interne gauche (dans le but de déterminer une embolie cérébrale). A partir de ce moment, l'animal ne peut plus ni se lever, ni changer de place ; malgré l'abolition des mouvements volontaires, des convulsions choréiques violentes se produisirent aux membres antérieurs, aux paupières et à la queue, et durèrent jusqu'à la mort de l'animal, qui arriva au bout de deux jours.

« A l'autopsie on trouve : une encéphalite du lobe antérieur gauche, un ramollissement du corps strié du même côté, consécutif à l'oblitération expérimentale de la sylvienne. L'examen microscopique fut fait par le Dr Scheiber; il trouva plusieurs îlots de *prolifération conjonctive* ; les troubles déterminés dans la circulation cérébrale avaient suspendu le fonctionnement des ganglions moteurs et augmenté les mouvements choréiques, probablement par irritation des centres de coordination situés dans le mésocéphale et le cervelet.

« L'expérimentation est donc d'accord avec l'observation ; toutes deux montrent que dans les chorées mortelles il y a des lésions nombreuses ; qu'il est impossible de fixer la part qui revient à chacune dans la genèse des phénomènes. André Clarke a fait observer justement que l'on ne peut établir, même approximativement, les relations chronologiques de la chorée et de l'embolie. Il est possible en réalité que la lésion cérébrale ne soit qu'un accident n'ayant exercé aucune influence sur les phénomènes du début.

« Toutes ces objections nous paraissent suffisamment sérieuses pour modifier les opinions les mieux arrêtées. Jackson a récemment tenté de regagner le terrain perdu, il a pris corps à corps les données de Dickinson et les a interprétées dans un sens favorable à l'embolie ; mais si ingénieuse que soit sa réfutation, elle n'est nullement convaincante ; il est obligé d'admettre que la résorption de l'embolus s'est faite en même temps que des dilatations vasculaires assez marquées pour amener des ruptures ; qu'en certains points l'inflammation est destructive, ou hyperplasique et symétrique.

« Ces inductions laborieuses ne prouvent pas autre chose qu'un attachement profond à une supposition qui, à son heure, a rallié tous les suffrages. Lorsque l'enthousiasme des premiers temps a cédé à la réflexion, lorsqu'on l'a discutée sans parti pris, quand les faits l'ont battue en brèche de tous côtés, elle a fortement oscillé sur sa base, et aujourd'hui elle est bien près d'avoir le sort des autres théories anticipées · de tomber pour toujours dans l'oubli. »

Nous n'avons rien à ajouter à cette argumentation. Tout ce que l'auteur dit à propos des mouvements involontaires, des phénomènes choréiques proprement dit, nous pouvons l'appliquer aux troubles psychiques.

Il n'y a donc pas à songer à l'embolie ; malgré toute l'élégance de cette doctrine, il nous faut absolument chercher ailleurs l'explication

Dans le cours de notre historique et de notre description symptomatique, nous avons rencontré deux faits que nous pouvons peut-être utiliser.

1° La prédominance des lésions mitrales chez les cardiaques délirants.

2° La prédisposition antérieure.

C'est en effet chez les mitraux que se présentent les phénomènes les plus fréquents, les plus caractéristiques de l'asystolie. C'est chez eux que l'on voit cette succession d'œdèmes superficiels et viscéraux, ces desquamations catarrhales si fréquentes du côté de la muqueuse digestive.

On met ces accidents avec raison sur le compte de la stase veineuse, de la gêne de la circulation en retour.

Il se passerait donc quelque chose d'analogue du côté du cerveau. Le délire serait dû à la congestion passive. Mais on se demandera très justement pourquoi il est relativement si rare; pourquoi, parmi tant d'asystoliques on en voit si peu qui présentent de l'excitation ou de la dépression. On se demandera la raison d'être de cette espèce d'alternance entre le cerveau et les viscères que signale M. le professeur Lasègue. Est-ce que la réplétion des veines méningées empêche ou gêne la stase dans les veines rénales? C'est là que se trouve la transition de la première à la deuxième cause ; les prédispositions organiques interviennent. Il est probable que si l'on avait suivi longtemps les cardiaques qui ont du délire, si l'on avait scruté suffisamment leurs antécédents, on arriverait à reconnaître qu'ils étaient cérébraux depuis longtemps, on trouverait soit une malformation crânienne, soit un accident brusque, une bizarrerie de caractère capable de tout expliquer.

Dans une de nos observations, il y avait eu une chute sur la tête. Un autre malade s'était livré à la boisson assez souvent et assez longtemps pour s'être créé sûrement une intoxication chronique. Il est bien naturel que chez un cérébral et un alcoolique des phénomènes inattendus se montrent du côté du sensorium.

« L'hyperémie, dit M. Peter, frappe des cerveaux d'une certaine qualité, des cerveaux très excitables dont les couches corticales ne peuvent pas s'hyperémier sans qu'il en résulte des troubles de la pensée, et dont peut-être les couches corticales s'hyperémient à un plus haut degré et plus spécialement que les autres portions de l'encéphale ; précisément en raison de la facile excitation du cerveau chez ces individus, l'hyperémie persiste le jour. »

Quand même on ne trouverait pas toujours l'origine de cette prédisposition aux localisations encéphaliques, il faudrait bien se garder de la nier. La cause génératrice de l'affection du cœur agit en même temps sur le cerveau. Nous connaissons la plus grande partie des caractères cliniques des affections rhumatismales aiguës de cet organe ; mais les choses sont-elles toujours aussi franches ? Lorsque rien n'attire l'attention de ce côté, sommes-nous sûrs que la pie-mère et la périphérie des circonvolutions restent indemnes ? L'endocardite et les péricardites ne se révèlent pas nécessairement d'elles-mêmes ; pour être sûr de les reconnaître dans le cours d'un rhumatisme articulaire aigu, il faut ausculter journellement et avec soin. Lorsque la maladie est finie, ses conséquences restent latentes parfois de longues années ; souvent un accès d'asystolie tout à fait imprévu nous montre que les désordres avaient été plus sérieux qu'on ne l'avait cru.

Rien ne dit que les choses n'évoluent pas d'une manière identique du côté du cerveau. Nous avons vu que les vieux auteurs insistaient sur les modifications du caractère observées chez les cardiaques. Testat comme Corvisart, comme

Kreysig font de l'hypochondrie la compagne presque constante des lésions de l'organe central de la circulation. Cet état mental particulier résulte-t-il de la lésion ou de sa cause? Un rhumatisme, même sans accidents méningés et sans délire, peut-il créer l'état cérébral? La chose est possible et même probable. Dans tous les cas on ne saurait nier la prédisposition sous prétexte que rien ne l'explique; car nous venons de le voir, il est au contraire toujours facile de s'en rendre compte.

Nous le répétons, il est probable qu'avant même que les troubles psychiques ne s'accusent, deux particularités les ont préparés; le siège de la lésion cardiaque et l'état du cerveau.

Laissons maintenant de côté les troubles mécaniques de la circulation; on a tout dit sur l'augmentation de la tension veineuse et l'abaissement de la tension artérielle. Les conditions sont les mêmes dans le cerveau que partout ailleurs, on doit tenir compte d'un autre élément, la composition du sang. Il contient moins de globules rouges chez les cardiaques, que chez d'autres; ces globules sont relativement pauvres en oxygène, autrement dit l'hématopoièse et l'hématose ont souffert.

« Il y a, dit M. Fabre, dans l'anémie artérielle (des cardiaques) quelque chose de spécial et qui aboutit à une anémie vraie, c'est-à-dire à une diminution de la quantité du sang renfermé dans l'organisme, puisque le sang a diminué dans les artères, sans augmenter dans les veines; nous en avons eu un surcroît de preuves dans cette atrophie de tous les viscères, c'est-à-dire du cerveau, des reins, de la rate, et même du foie, que notre malade a offerte a un degré si remarquable.

Tous ces organes étaient-ils, si manifestement atrophiés

— 43 —

si ce n'est parce qu'ils recevaient une quantité manifestement insuffisante du liquide nourricier.

L'anémie artérielle peut donc dans les affections cardiaques aboutir à une anémie vraie, c'est-à-dire à une diminution générale du sang, dont la conséquence extrême
peut être l'atrophie des viscères. »

M. Peter admet l'influence de la même cause : il explique de plus la fréquence du délire nocturne par des consi-
dérations parfaitement applicables dans le cas actuel.

Pendant le jour l'économie est en pleine activité : tous
les phénomènes organiques sont plus rapides et plus intenses ; dès lors les déchets doivent s'accumuler, et le soir
le sang est plus riche en matières extractives et en acide
carbonique que le matin. Telle est la cause |de l'exacerba-
tion vespérale de tous les mouvements fébriles. C'est également pour cela que chez les cardiaques à prédisposition
cérébrale, le délire qui n'existait point le jour, apparaît
pendant la nuit.

Il ne faudrait cependant pas pousser la théorie trop loin.
Dans un de nos cas, avons-nous dit, il y eut des troubles
psychiques diurnes et ce n'étaient même point des absences passagères, des accidents insignifiants, il y avait des
hallucinations de lavue et de l'ouïe.

D'un autre côté la concomitance du délire et des exacerbations locales n'a rien qui doive nous surprendre. A chaque période d'asystolie, l'hématose se fait de plus en plus
mal. « Quelque rapide que soit la guérison du paroxysme,
dit M: Jaccoud, il dure au moins de 6 à 8 jours, pendant ce
temps, le cœur, les vaisseaux, les tissus subissent l'action
du sang vicié, dès lors, leur vitalité est compromise, leur

(1) Gaz. des hop , 1876, p 1108.

résistance amoindrie et quand un nouveau dérangement de l'appareil mécanique reproduit les mêmes attaques, la réparation est plus lente et moins complète. Aussi, par une conséquence fatale, l'intervalle des attaques diminue avec leur nombre; au début l'asystolie n'éclatait que sous l'action d'une cause déterminante saisissable; plus tard, elle se montre avec l'apparence de la spontanéité, par le seul fait de l'action continue et lentement progressive du sang et des tissus. Par cette succession de phénomènes qui s'appellent et s'enchaînent, le malade est amené à une cachexie persistante dont les progrès peuvent le tuer sans aucune modification dans le fonctionuement de l'appareil circulatoire (1). »

Il n'y a pas de raisons pour admettre que le cerveau possède une immunité particulière que l'insuffisance de l'hématopoïèse et de l'hématose ne retentisse pas sur lui. M. Fabre a constaté qu'en pareil cas, il avait subi comme d'autres viscères une diminution de volume. Il est impossible qu'une dyscrasie suffisante pour produire des lésions de cette nature n'entrave pas le fonctionnement de l'organe. Dans d'autres affections accompagnées d'hydropisies on trouve également des délires cachectiques. J'ai vu une cirrhotique qui, peu de jour avant la mort, eut des hallucinations de l'ouïe : on l'appelait par son nom ; on la menaçait même. Ce fait ressemblait assez à un autre rapporté sommairement par M. Peter : une dame asystolique croyait voir toutes les nuits au pied de son lit un enfant avec lequel elle conversait.

Dans tous ces cas, les conditions sont à peu près les mêmes.

(1) Traité de pathologie interne, t. I, p. 693.

Résumons maintenant ce que nous avons dit sur la pathogénie des troubles cérébraux des cardiaques.

1° Il est impossible de les expliquer par l'hypothèse d'embolies multiples.

2° Ce sont des phénomènes cachectiques : ayant des causes de deux ordres : les unes prédisposantes tenant à l'état antérieur du cerveau, au siège de l'affection du cœur : les autres déterminantes, les attaques d'asystolie.

3° L'action de ces dernières est due à l'abaissement de la pression artérielle et à l'élévation correspondante de la pression veineuse encéphalique, à la composition défectueuse du sang.

4° La prédisposition explique l'espèce d'antagonisme présenté par les organes relativement aux localisations des phénomènes asystoliques.

CHAPÏTE IV.

VALEUR PRONOSTIQUE DES ACCIDENTS PSYCHIQUES.

La discussion que nous venons de terminer nous dispense d'insister bien longuement sur la valeur pronostique des délires d'origine cardiaque. Nous avons vu que MM. Sée et Peter, les regardent comme très graves, comme des indices certains d'une mort prochaine. Cette assertion exacte dans beaucoup de cas, cesse de l'être dans d'autres. Si les accès d'asystolie ont été répétés, s'ils se sont rapprochés graduellement d'après la manière indiquée par M. Jaccoud, il y a des raisons de croire que la terminaison s'avance; si au contraire l'individu est encore vigoureux, s'il n'a eu que peu ou point de manifestations antérieures, on peut conserver l'espoir que tout se terminera à mesure que la compensation s'établira. Là pourtant intervient un autre facteur dont on doit tenir compte, la persistance du délire. Peut-être les œdèmes disparaîtront-ils, peut-être le pouls remontera-t-il à son coefficient normal, sans qu'une amélioration correspondante se montre du côté du cerveau. Alors l'individu restera fou.

Cette terminaison est rare sans doute, ou pour mieux dire dans l'état actuel de la science les matériaux nous manquent pour apprécier son degré de fréquence.

OBSERVATION I.

Emotions morales vives. Angine de poitrine. Attaque d'apoplexie.
-Mort. Hémorrhagie cérébrale. Dilatation du cœur (Testa).

Marco (Bruno), 44 ans, du village de Bagnarola, près de Bologne, mort à Bologne le 24 décembre.

Cantonnier, tres robuste, si sobre et si régulier dans sa façon de vivre, qu'on pourrait difficilement le prendre pour un individu sujet à de si grandes fatigues. Hormis quelques fievres intermittentes dont il a souffert vers l'âge de 35 ans, il avait vécu constamment en bonne santé jusque deux ans avant sa mort, quand il fut jeté dans un profond abattement par suite de l'extrême indigence à laquelle le réduisit le manque de travail et le peu de ponctualité de quelques-uns de ses débiteurs.

A ce moment, il commença à se plaindre d'une constriction tres forte, comme si on l'eût violemment serré autour de la poitrine. Puis il lui restait une sensation de pesanteur qui lui faisait craindre d'avoir un aposteme dans le cœur ou le poumon. Pourtant il ne vivait pas éloigné de ses travaux qu'il avait pu reprendre et qu'il continua jusqu'au jour de sa mort. Seulement quelques semaines auparavant, il eut une sensation tres pénible de constriction autour du thorax, plusieurs attaques de céphalalgie tres vives, suivies d'un peu d'embarras du côté de la vue.

Rentré le soir chez lui, il fut pris d'une sensation de froid et de fourmillement dans le côté droit, et il perdit instantanément la parole et le mouvement.

Plus tard, on lui fit une saignée du bras : on n'obtint que 2 onces de sang Il vomit ses aliments et succomba au bout de deux heures dans le coma.

Le cadavre fut porté a l'amphithéâtre de la Clinique le 26, au matin. On reconnut aisément l'habitus du corps particulier aux apoplectiques. La tête était grande, le cou large et court, le thorax large et bien conformé : les bras larges et forts, la face présentait la teinte du minium.

A l'ouverture du crâne, on trouve la dure-mère épaisse et dure comme du cuir : elle adhérait aux membranes sous-jacentes ; à peine le cerveau est-il mis a nu qu'il s'écoule beaucoup de sang ; l'épanchement semble s'être fait surtout vers la base. Tous les vaisseaux étaient distendus et gonflés ; le ventricule latéral droit regorgeait de sang, il mesurait 15 centimetres de longueur ; la largeur du gauche était au contraire plus considérable ; elle dépassait 11 centimètres. A l'intérieur se trouvait un gros caillot de couleur pourpre, différant par son aspect et sa forme des polypes. Ce caillot, recouvrait tout le corps strié correspondant ; sa surface était inégale et ruguause comme celle des parties voisines qui ressemblaient a un ulcère ancien, avec beaucoup de perte de substance.

Les poumons étaient petits et refoulés sous la clavicule ; le péricarde était petit et transparent a l'interieur, le cœur tout entier recouvert de graisse semblait beaucoup augmenté de volume, aussi bien dans son épaisseur que dans ses parties interne et externe. L'oreillette antérieure était tout à fait vide et très grande ; le ventricule était au contraire étroit ; les colonnes charnues et les parois étaient très épaisses. L'oreillette gauche était dans son état naturel ; mais le ventricule sous-jacent avait une grandeur plus que double de la grandeur normale, bien que sa musculature fut grosse et forte.

Les parois de l'aorte étaient très grosses et avaient la dureté du cartilage. La crosse était plus courte et plus étroite que d'habitude, et pourtant le sang paraissait se porter à la tête par une voie plus droite et plus courte que d'habitude. (Testa. Malattie del cuore, p. 116.)

Observation II,

Attaques d'apoplexie répétées pendant longtemps. Absence de para
lysie. Lenteur du pouls, Dégénérescence graisseuse du cœur.
Adams. In Dublin hospital Reports, vol. IV, 1827).

Un officier des douanes, âgé de 68 ans, vigoureusement consti-
tué, atteint depuis longtemps de dyspnée et de toux, fut par le
Dr Adams pour la première fois, en 1819, alors qu'il relevait d'une
attaque d'apoplexie survenue subitement trois jours avant. Le malade sortait et se promenait, mais il restait de la stupeur, une dis-
position continuelle au sommeil, et une toux très gênante. L'irré-
gularité de la respiration et la lenteur du pouls (30 fois par minute)
étaient remarquables.

Le médecin habituel du malade, M. Duggon, avait observé
20 attaques apoplectiques depuis sept ans. Un ou deux jours avant
chacune d'elles, le malade était pesant, lethargique et perdait la
mémoire, puis il tombait à terre dans un état complet d'insensibi-
lité. Il se blessa plusieurs fois.

Au moment des attaques, pouls plus lent encore, respiration
bruyante et stertoreuse.

On le saignait immédiatement et on le purgeait très énergique-
ment. Seton à la nuque comme préservatif ; regime sévère.

Le malade se remettait sans paralysie consécutive.

L'œdeme des pieds et des malléoles commença en décembre.
Toux plus fréquente, dyspnée plus grande ; affaiblissement des facultés intellectuelles.

Le 4 novembre 1819, attaque d'apoplexie fatale en deux heures.

Autopsie cinquante-six heures apres la mort : dure-mère normale ; couche de liquide gelatineux entre l'arachnoide et cette mem-
brane ; substance cérébrale humide et d'un blanc jaunâtre.

Un peu de liquide dans les ventricules, qui ne sont dilatés qu'à
leur point de communication.

Dépôts osseux dans les parois de la carotide et des artères
moyennes de la dure-mere ; les arteres sont perméables.

Poumon droit sain ; gauche, comprimé, adhérent.

Une pinte de sérum et une masse de graisse molle, jaune foncée, remplissent l'espace compris entre le médiastin antérieur et le poumon comprimé.

Celui-ci est imperméable.

Oreillette droite tres dilatée ; extérieurement le ventricule droit ne présente aucune apparence de fibres musculaires ; il semble presque entierement composé de graisse, qui offre la même couleur jaune que celle qui occupe la place du poumon gauche.

Le tissu reticulaire qui tapisse l'interieur du ventricule, présente seul quelque apparence de structure musculaire, bien que la graisse apparaisse çà et la entre ses fibres.

Ventricule gauche aminci, couvert de graisse.

Au-dessous, la couche musculaire n'a pas une ligne d'épaisseur, ramollie, friable, sa coupe a l'aspect du tissu hépatique.

Mêmes caracteres sur la cloison interventriculaire.

Taches jaunes graisseuses dans les 2 ventricules, à la place des fibres musculaires.

Valvules saines, sauf celles de l'aorte qui sont incrustees de taches osseuses et cartilagineuses, tendance à l'occlusion permanente de l'orifice.

Le cœur contient beaucoup de sang liquide.

Foie sain ; veine-porte dilatée ; rate saine, mais dilatée ; rien d'autre.

OBSERVATION III.

Insuffisance aortique. Céphalalgie. Vertiges. Troubles sensoriels.
Pas d'accidents psychiques (Hirtz).

Béranger, (Pierre), 34 ans, entré le 28 mars 1876 a l'hôpital de la Pitie, salle Saint-Paul, n° 19, service de M. le professeur Lasègue.

A l'âge de 18 ans, rhumatisme articulaire.

Depuis longtemps il souffre de palpitations ; ses jambes s'enflent quelquefois le soir ; il est sujet à de frequents maux de tête.

Le malade entre pour ses troubles cérebraux seulement. Il se plaint de lourdeurs de tête qui s'accompagnent de sensations vertigineuses, d'eblouissements légers et de bourdonnements d'oreille.

La vue est un peu affaiblie ; mais l'ophthalmoscope ne découvre rien dans le fond de l'œil.

Le cœur est hypertrophié ; à sa base, on perçoit un souffle doux, au deuxième temps.

Pas d'athérome artériel sensible.

Le malade, bientôt sensiblement amélioré par le repos, quitte l'hôpital pour aller à Vincennes.

OBSERVATION IV.

Insuffisance et rétrécissements aortiques. Accid. d'angine de poitrine. Céphalalgie. Obnubilation de la vue. Changements de caractère, Pas de désordres d idéation.

Girard (Constance), 40 ans, pelletière, entrée le 21 décembre 1876 à la Pitié, salle Saint-Charles, nº 38, service de M. le professeur Lasègue.

Son pere est mort de la pierre. Elle-même n'a jamais eu de rhumatisme ; elle n'est pas alcoolique et a toujours joui d'une bonne santé.

En septembre 1876, la malade ressentit des palpitations fréquentes et les premieres atteintes d'une angine de poitrine, dont les symptômes s'accusèrent depuis.

En même temps, elle s'apercevait d'un changement dans son caractère, assez notable pour que sa famille lui en fît la remarque, et elle pleurait avec une grande facilité.

Fatiguée par ses acces, elle entre à l'hôpital, et l'on constate chez elle une bonne constitution, un teint un peu pâle, et un appétit capricieux, etc.

Du côté cardiaque, de l'hypertrophie notable ; à la base de l'aorte, la matité est de 7 centimetres 1/2. On entend, au niveau de l'orifice aortique, un premier souffle systolique rugueux et prolongé, et un second souffle diastolique léger. Pouls de Corrigan.

La malade est d humeur sombre ; elle est contrariée par tout ce qui lui arrive ; très facilement irritable, se plaignant de tout, et ne pouvant s'accorder avec personne dans la salle. Elle pleure fréquemment.

Elle éprouve un malaise général et de fréquents maux de tête. Pendant deux jours et deux nuits, elle a présenté une douleur vive et persistante de l'occiput, à gauche.

Le sommeil est le plus souvent difficile et impossible, quand elle est couchée sur le côté gauche.

La vue est peu altérée, sauf aux époques menstruelles, où la malade y éprouve un peu d'obnubilation. Quelquefois elle a le matin la sensation de nuages noirs dans la vision.

Cet état, qui subit de grandes variations, amélioré au bout d'un certain temps par le repos au lit, permit a la malade de quitter l'hôpital.

OBSERVATION V.

Lésions valvulaires Angine de poitrine. Changement dans le caractère.
Pas de troubles psychiques proprement dits.

Avocat (Célestine), 69 ans, entrée le 1er décembre 1875 à la Pitié, salle Saint-Charles, n° 35, service de M. le professeur Lasegue.

Le père de la malade est mort fou, a 68 ans. Elle n'a jamais eu de rhumatisme.

Le 20 mars 1871, par suite d'une vive frayeur, elle éprouve une grande commotion, suivie d'une crise accompagnée de delire, et, depuis, elle est sujette à des accès d'etouffement et a des troubles intellectuels.

En 1875, ces crises de suffocation sont devenues plus violentes et plus rapprochées.

Actuellement (28 janvier 1876), la malade est pâle, amaigrie; léger œdeme des membres inférieurs, à droite surtout.

L'impulsion cardiaque est tres énergique. La matité révèle une hypertrophie tres étendue. L'auscultation revele dans la région du cœur un bruit général de va et vient, surtout localisé à la base de l'organe. Athérome généralise. Battements aux sous-clavieres et à la radiale.

La malade présente une surexcitation morale toute particulière. Attentive a tout ce qui l'entoure, son esprit est toujours inquiet : d'une prévenance et d'une susceptibilite exagérees, elle est devenue tres irritable. La moindre contrariete l'émeut vivement; elle s'anime avec la plus grande facilite, raconte toujours les mêmes épisodes de sa vie, et verse facilement des pleurs. La mémoire est quelquefois altérée, et souvent elle cherche longtemps sans le trouver un objet qu'elle vient de déplacer La moindre fatigue lui devient intolérable, elle s'assoupit facilement dans la journée, et elle s'est déjà endormie en se déshabillant.

Enfin, spontanément, ou à la suite de quelque légere émotion ou d'une fatigue insignifiante, surviennent ces acces qui tiennent la malade dans une apprehension incessante. Ces acces paraissent quelquefois au milieu du sommeil et jusqu'a trois fois dans la journée, surtout entre quatre et cinq heures du soir.

On voit alors la malade sans parole, la respiration presque suspendue, la bouche grande ouverte, agiter sa tête comme dans les dyspnees extrêmes. Ses yeux sont largement ouverts, et sa vue s'obscurcit. Les pommettes sont injectées ; le reste de la face est pâle. Elle sent une doúleur térébrante au cœur, et qui s'étend en plastron dans la poitrine et jusqu'en bas. Elle éprouve une sensation d'essoufflement douloureux ; quelquefois elle est sujette à des vertiges. Anxieuse, elle repete sans raison et sans suite les idées qui la préoccupent d'ordinaire. Apres l'accès, elle a oublie ce qu'elle a dit ; mais elle éprouve des palpitations et un sentiment de profonde lassitude.

Cet état n'a pas subi de variations pendant le temps que nous l'avons observée. L'éther en capsules, le chloral, l'usage du séné, procuraient quelque soulagement.

OBSERVATION VI.

Insuffisance aortique. Ictus vertigineux au début, puis attaques pseudo-apoplectiques. Glossoplégie persistante (Hirtz).

Cossard (Germain), 46 ans, contrôleur aux omnibus. Entré le 15 avril 1877 à la Pitié, salle Saint-Paul, n° 49, service de M. le professeur Lasègue.

Il n'a jamais eu de rhumatisme et ne semble pas alcoolique.

Il s'était toujours bien porte quand, il y a deux ans, il fut pris de malaise, vertige sans perte de connaissance ; il s'assi sur un banc et, dix minutes apres cela ayant cessé, il put marcher et prit un congé de trois jours.

Deux mois apres, ces phénomènes se sont reproduits, mais avec plus d'intensité; il éprouvait des crises ou la parole lui était impossible.

Après un certain nombre de ces petites attaques, se succédant a des intervalles de plus en plus rapprochés, le malade fut atteint d'une paralysie de la langue qui rendait sa parole presque inintelligible. L'intensité de cette paralysie subit des oscillations irrégulieres sans cependant disparaître jamais totalement.

Depuis trois mois, l'etat s'aggrave.

Actuellement, nous observons les symptômes suivants : battements cardiaques énergiques sans hypertrophie notable ; à la base de l'organe, souffle prolongé au deuxième temps s'entendant dans les carotides. Pouls et tracé sphygmographiques caractéristiques de l'insuffisance aortique. Arteres athéromateuses. La langue est déviée légèrement, mais non tremblotante; il y a une faible hémiparésie faciale. Le malade parle avec une lenteur uniforme ; sa parole est pâteuse, et il a quelquefois de la peine à exprimer sa pensée. L'intelligence semble un peu abaissée. Il y a de rares crises où la parole devient très difficile, avec des étourdissements et du malaise.

Pas de troubles de la vue.

OBSERVATION VII.

Insuffisance aortique. Angine de poitrine. Vertiges. Troubles
sensoriels. Torpeur intellectuelle (Hirtz).

Foy (Louise), 25 ans. Entrée le 11 décembre 1875 à la Charite, salle Sainte-Anne, lit n° 26, service de M. le professeur Germain Sée.

La mere est morte d'une affection cardiaque. Son père et ses deux freres sont bien portants.

A l'âge de 16 ans, elle ressentit des palpitations et des vertiges traités pour de la chloro-anémie.

En 1870, elle subit une premiere attaque de rhumatisme articulaire aigu généralise qui fut accompagnée de délire ; elle resta malade pendant trois mois.

En 1872, deuxième attaque de rhumatisme plus intense, toutes les articulations furent prises. Elle eprouvait, en outre, des douleurs dans le ventre tellement vives, qu'elle pouvait à peine supporter le poids des couvertures ; ces douleurs étaient calmées par des vomissements verdâtres.

En mai 1875, elle eprouva habituellement dans le sein gauche une douleur tres vive qui la décida à entrer à l'hôpital.

Depuis, elle ne peut ni marcher, ni monter un escalier sans être bientôt oppressée ; très souvent elle éprouve des bourdonnements d'oreille, des sensations vertigineuses, des étincelles dans les yeux. Elle a de frequents maux de tête et ne peut continuer longtemps le moindre travail ; elle est tres impressionnable, toutefois. Elle n'a jamais eu d'attaques de nerfs et ne présente aucun signe d'hystérie.

Le 3 decembre 1875, dans la nuit, elle fut prise de parpitations violentes avec anxiéte extrême, se croyaut sur le point de mourir ; cette crise dura trois heures.

Le 11 décembre, encore sous cette influence, elle entre à l'hôpital, où l'on constate chez elle les signes de l'insuffisance aortique, matité precordiale étendue, impulsion cardiaque violente. A la base du cœur, on entend un premier souffle systolique rugueux et un deuxième très doux, aspiratif, se prolongeant dans le grand silence. Les arteres du cou battent violemment avec souffles systolique et diastolique faibles ; pouls pathognomonique de l'insuffisance sigmoide.

La malade se plaint d'oppressions faciales et fréquentes, d'éblouissements, de troubles de la vue, de vertiges, de tintements d'oreille, de palpitations douloureuses.

L'ophthalmoscope ne révèle rien d'anormal.

Le traitement, qui comprend le bromure de potassium à la dose de 1 a 6 grammes et des injections de morphine, amène bientôt de l'amelioration.

Neanmoins, ce progres ne dure pas, et la malade, dont le sommeil est troublé, se désole et se lamente sur son état. Elle est devenue tres irritable, triste et maussade ; elle se plaint souvent de sa vue, ne voit pas bien clair et ne peut fixer longtemps un objet sans éprouver une sensation vertigineuse.

Observation VIII.

Lésion aortique. Vertiges et troubles de la vue. Absences
et semi-aphasie.

Caby (Joseph), 27 ans, peintre. Entré le 28 avril 1876 à l'hôpital
pour palpitations et vertiges.

Il y a dix ans, il fut atteint de rhumatisme articulaire aigu.

Il y a deux ans, il éprouva des palpitations très douloureuses et
quelques étourdissements et vertiges qui le décidèrent à entrer à
l'Hôtel-Dieu, d'où il sortit un mois après et fut bientôt repris de
ces accidents.

Depuis deux mois, il a le plus souvent des sensations vertigineuses et des eblouissements ; il lui est même arrivé d'avoir quelques légères absences ; il lui semble alors qu'un nuage lui passe
devant les yeux ; les oreilles lui bourdonnent ; il éprouve un léger
vertige accompagné de céphalalgie ; la phrase qu'il a commencée, il
ne peut la finir ou bien il la complete par des mots qui ne rendent
pas sa pensée. Tout cela dure une demi-minute, quelquefois une
minute, puis tout rentre dans l'ordre.

Ce qui persiste le plus longtemps, ce sont les troubles et la vue,
lesquels marquent le debut et la fin de la crise ; ce sont, dit le malade, des bandes dorées, des zigzags éblouissants qui lui passent
devant les yeux. A l'examen ophthalmoscopique, on constate que
les papilles sont saines et que l'artère centrale de la rétine ne présente aucun battement.

Le malade presente encore de fréquentes palpitations, mais ne
se plaint autrement ; son sommeil est bon. Quand il se leve pour se
promener, il eprouve surtout des vertiges qui ne le prennent jamais quand il est couché.

Le cœur présente un peu d'hypertrophie ; à sa base, on aperçoit
au premier temps un redoublement qui semble venir de la pointe,
ot, au deuxieme temps, un leger souffle aspiratif qu'on entend également dans les vaisseaux du cou et dans la crurale.

Le traitement, qui comprend le repos au lit et le bromure de
potassium à la dose de 3 grammes, amene bientôt de l'amélioration

(mai). Il y a moins de palpitations et les symptômes cérébraux ont disparu.

OBSERVATION IX.

Affection de l'orifice aortique. Troubles intermittents de la parole. Bégaiement. Affaiblissement de la mémoire. Attaques pseudo-apoplectiques (Hirtz).

Laraigné (Héloïse), 39 ans, s'est présentée le 27 avril 1877 à la consultation de la Pitié.

Pas d'antécédents héréditaires ; elle-même n'a jamais été malade.

Depuis six ans, elle se sent plus fatiguée, mais ce n'est que depuis deux ans qu'elle éprouve de l'engourdissement dans la bouche, et des accès de bégaiement survenant de temps a autre.

Matité précordiale augmentée, choc de la pointe très-fort ; à la base de l'organe on perçoit un premier souffle systolique et un deuxième très léger à la diastole ; battements aux carotides, pouls bondissant et régulier.

La malade a l'aspect anémique, elle a beaucoup maigri ; elle souffre de palpitations fréquentes et, il y a un an, ses jambes ont été enflées.

Son humeur est devenue un peu plus sombre, mais elle ne pleure jamais. Entre ses accès, elle n'a guère de maux de tête, ni étourdissements, ni de vertiges.

Elle dort bien, n'a pas de crises dans la nuit, et sa tête se trouve mieux dans la position horizontale. La mémoire a été affaiblie des le début de ces symptômes.

La vue est toujours trouble, sans aucune particularité.

Enfin, elle est sujette à avoir deux ou trois fois par mois des crises qui durent une heure ou deux. L'accès commence par des bourdonnements d'oreille et des éblouissements, puis survient un anéantissement profond. Prévenue à temps par le debut de la crise, la malade se retire à l'écart et se trouve bientôt dans l'incapacité de parler et bégaie confusément ; elle ne peut donner d'autres details sur cet état, subissant alors une dépression intellectuelle qui l'empêche de s'observer ou la prive du souvenir.

Dans l'intervalle des accès, il persiste de l'embarras de la parole;

la malade sent sa bouche toujours sèche ; la langue est un peu déviée à droite, il y a un peu de parésie faciale à gauche ; les paupie-
res se contractent bien toutes deux.

Depuis deux ans ans la malade éprouve aux deux bras, du coude
à la main, des fourmillements sans trouble de la sensibilité mais
quelquefois il y a un peu de paralysie momentanée. Les deux
mains sont également fortes. Les membres inférieurs sont faibles.

OBSERVATION X.

**Insuffisance mitrale. Troubles psychiques de forme torpide.
Attaques apoplectiformes (Law).**

Mary Muray, 20 ans, célibataire, entre le 6 àoût 1838, avec des
symptômes fébriles. P. 108. Peau chaude et sèche, langue chargée,
soif. Pulsations cardiaques violentes ; elle se plaint d'une grande
douleur vers l'occiput ; constipation ; ballonnements.

7 août. P. 108, mou compressible ; pas de chaleur à la peau,
face congestionnée ; langue seche de couleur brun'rougeâtre. Etat
pesant et lethargique ; selle inconsciente pendant la nuit.

Nous ordonnons que si l'etat de somnolence léthargique persiste jusqu'au soir, on applique un vésicatoire à la nuque.

Le 8. Elle sortit un peu de sa stupeur, mais y retomba ensuite ;
pouls mou et compressible ; impulsion cardiaque violente ; fort
bruit de souffle, langue plus humide ; pas de céphalalgie ; marmot-
tement leger pendant la nuit ; dyspnée.

Mais soupçonnons qu'il existait, avant la maladie actuelle, une
lésion cardiaque ancienne, mais nous ne pouvons acquérir aucun
renseignement sur ce sujet vu l'état de la malade.

La somnolence et l'état léthargique persistant les jours suivants, on applique un vésicatoire au vertex. Elle se ranime tout
à fait.

Mieux les jours suivants ; la malade peut nous renseigner sur
son état antérieur. Il s'agit bien d'une affection cardiaque ancienne,
dont les symptômes sont ceux d'une lésion mitrale.

Sans que la malade se soit plainte. affaiblissement de la main et
du bras gauche allant presque jusqu'a la paralysie ; parole embar-

rassée et peu distincte ; la pointe de la langue est déviée à gauche (côté malade). Difficulté de la déglutition.

La jambe gauche est aussi devenue faible.

Tous symptômes de fièvre ont disparu.

Pas de fluxion de la face, pas de céphalalgie.

Pouls moins fréquent. Souffle cardiaque persistant. Main du côté affecté, bleue et livide. La température est inférieure à celle du côté opposé. Longueur générale.

. . . .

L'intelligence s'affaiblit, habitus tout à fait idiot. Lorsque sa mère veut la faire sortir de l'hôpital pour la faire entrer dans un asile d'aliénés, elle est tout à fait imbécile. Les démarches ne réus sissent pas et on la place chez un fermier.

Le feu prend à ses vêtements, brûlures étendues. Au bout de six semaines de danger imminent, les brûlures ne sont pas guéries, mais l'état général s'améliore.

Je la vis en novembre 1839. Sa contenance révèle un certain degré d'intelligence. L'état général s'améliore toujours. La parésie persiste ainsi que le refroidissement du membre malade.

Lésion cardiaque persistante.

L'auteur explique une partie des symptômes par la congestion du cerveau dur à la lésion mitrale.

Quant à l'hémiplégie elle est toujours passagère dans la congestion.

F..., 32 ans. Bruit de souffle surtout dans la région mitrale. Pouls très disproportionné en rapport de l'action du cœur.

Hémiplegie. Langage tellement embarrassé, que pas de renseignements possibles. Ses amis disent qu'elle a souffert depuis longtemps de palpitations, mais que l'hémiplégie est de date récente.

Mercure, etc., etc.

La parole redevient plus nette.

Observation XI.

Lésions multiples d'orifices A plusieurs reprises, œdème des membres
inférieurs. Hallucinations de la vue. Plus tard, parésie du bras
gauche.

Agé de 29 ans, salle Saint-Paul, n° 14, service de M. le professeur Lasègue à la Pitié.

A l'âge de 9 ou 10 ans, ce malade a fait un chute sur la région
occipitale, tombant de 2 ou 3 mètres de hauteur. Il a été atteint à
la suite de cette chute d'une cécité à peu près complète et qui a
duré cinq à six semaines. Cette cécite survenue subitement ne disparut pas subitement, ne disparaît pas entierement. Actuellement
le champ visuel est retréci et il ne distingue bien nettement que
les objets un peu éloignés.

Il y a cinq ans, il a eté pris d'un chaud et froid. D'après son ré-
cit il semble avoir eu une affection aigue de poitrine et, à la suite.
une affection cardiaque.

Depuis cette époque il a eu, à plusieurs reprises de l'œdème des
membres inférieurs. Cet œdème commençait par les malléoles et
augmentent progressivement; il dit même que l'on prononçait le
mot d'ascite. Pendant ces crises il a eu des hallucinations; il
voyait surtout la nuit des lumieres agitées par des individus qu'il
ne connaît pas et qui le menaçaient. Ces hallucinations ont beaucoup d'analogies avec celles des alcooliques. Et cependant il ne
fait d'exces d'aucune sorte.

Ces crises duraient deux ou trois mois, on lui faisait des frictions
avec de la teinture de digitale et on lui faisait prendre une potion
avec de la digitale.

Il etait assis sur un banc, boulevard Saint-Michel quand il a été
pris d'un étourdissement, il est resté environ vingt minutes étourdi;
puis il a reçu des soins, s'est remis et a pu continuer sa route jusque chez lui.

Depuis ce moment il éprouve de la gêne dans le bras et la jambe
gauches, mais il ne s'en est pas préoccupé et il a pu continuer a travailler. Toutefois, il a senti cette gêne augmenter tous les jours.

Il y a un mois il a été de nouveau pris d'un étourdissement, en sortant de table il n'est pas tombé, ayant pu se retenir à son bois de lit.

Il présente une hémiplégie gauche incomplète avec paralysie faciale du même côté. La paralysie n'a jamais été complète; le malade à toujours pu marcher. Les mouvements de la jambe semblent à peu près complètement revenus. Il en est de même des mouvements du membre supérieur. Ceux-ci étaient plus limités au début il y a un mois.

Examen : le ventre ne présente pas d'ascite; le foie est un peu douloureux. Rien à noter à part cela du côté du tube digestif; les digestions se font facilement en général: il semble cependant avoir eu, il y a deux ou trois mois des pituites le matin.

L'urine est très colorée mais ne contient pas d'albumine.

Le cœur est hypertrophié, la pointe bat dans le septième espace intercostal. Les pulsations cardiaques sont irrégulières. Il n'y a pas de voussure précordiale. Le ralentissement du cœur est assez marqué; 54 à 60 pulsations par minute.

Au niveau de l'orifice aortique et de l'orifice pulmonaire on entend un dédoublement du deuxième temps.

Pas de souffle dans les carotides.

Le pouls est petit, inégal, irrégulier et lent.

Le matin le malade accuse des douleurs précordiales très accentuées, douleurs qui ne paraissent pas s'étendre vers l'épaule et qui ne s'accompagnent que d'un peu de gêne, sans véritable dyspnée d'angine de poitrine.

OBSERVATION XII.

Insuffisance mitrale. Plusieurs ictus vertigineux. Délire persistant,
Excitation maniaque.

Brier (Pierre), 49 ans, garçon de bureau, salle Saint-Paul, lit n° 39, service de M le professeur Lasègue, à la Pitié, entre le 14 juin 1880.

Ce malade n'a eu aucune atteinte de rhumatisme.

En 1854, étant trompette au régiment, il s'aperçut que le souffle lui manquait (il ne pouvait exécuter certaines sonneries).

En 1868, et plusieurs fois, depuis lors, il a consulté, et il est entré dans les hôpitaux pour des troubles cardiaques : gêne de la respiration, anxiété précordiale.

Il n'a jamais eu d'accident grave, à part le retentissement cérébral dont nous parlerons tout à l'heure.

Quand ce malade entra, on constata du dicrotisme et un ralentissement considérable du pouls : 32 pulsations, même souvent, 30 par minute.

Le cœur présentait un bruit de souffle très accusé, occupant tout le premier temps et à localisation incertaine.

Rien du côté du poumon, ni du côté du tube digestif.

L'examen de la face offre ceci de remarquable que la ligne sourcilière est très inclinée de gauche a droite et de bas en haut; la bosse frontale gauche est un peu plus saillante que la droite. La face tout entière est portée à droite ; la bouche présente une inclinaison contraire à celle des yeux et également très notable.

Ces particularités portent immédiatement a soupçonner l'épilepsie chez cet homme, et à l'interroger dans ce sens : voici ce qu'il nous apprend :

Jusqu'en 1865, c'est-à-dire jusqu'à l'âge de 34 ans, notre malade dit n'avoir jamais éprouvé de crise d'aucune sorte ; mais à cette époque, et à tres peu de temps d'intervalle, il éprouva, une première fois, une sensation toute particuliere, de courte durée dont il ne se rendit pas bien compte ; une deuxieme fois, apres avoir également éprouvé une sensation de même nature, et comme il se levait pour aller en avertir sa femme, il roula sous la cheminée; mais il se releva aussitôt. Il se contenta de faire cette réflexion : « Serais-je ivre? »

En 1874, il eut encore une autre crise. Sa femme, dit-il, vit ses yeux se tourner et l'aida à se mettre au lit de crainte qu'il ne tombât sur le poêle.

Depuis lors, assez fréquemment, ce malade a eu des crises qu'il ne sait définir, dans lesquelles il paraît quelquefois avoir perdu connaissance. Ces crises, dit-il, le saisissaient principalement quand quand il se mettait en colère, et elles ne furent jamais plus fréquentes que quand on lui donnait, dans le traitement de son affection cardiaque, de la digitale

Ajoutons enfin que cet homme s'est adonné à la boisson pendant une période assez longue, et que, maintenant encore il lui arrive fréquemment de se griser quand il se prend de querelle avec sa femme.

Circonstances particulières qui ont accompagné son entré a l'hôpital. Narration du malade.

Comme il se plaignait de douleurs de tête, sa femme lui persuada d'entrer à Sainte-Anne, lui disant qu'il serait mieux soigné là que chez lui ; elle s'entendit avec son médecin qui, bien que ne l'ayant vu depuis le 31 décembre 1878, fit un certificat grâce auquel au bout de quelques jours, on devait le faire entrer a Bicêtre comme aliéné. Au dépôt de la préfecture, il fut examiné par M. le professeur Lasègue, qui le fit diriger sur son service.

Cet homme, dont la parole est tres animée dans son recit, ajoute que le commissaire de police lui en veut ; que sa femme a signé chez ce dernier une feuille de papier en blanc, dont on s'est ensuite servi contre lui-même. C'est de sa femme qu'il tient ce dernier détail ; il a peine à comprendre comment elle a pu agir. A-t-elle réellement signé en blanc ? Alors elle a fait une bêtise. Lui a-t-elle menti, et au contraire a-t-elle signé une fausse declaration ?

Ce malade nous raconte encore l'histoire d'un vieux et riche marchand de chiffons, avec lequel, dit-il, sa femme... entretient des relations intimes. Il l'accuse d'être presentement .. enceinte du fait de cet homme.

Le même vieux s'entend avec le médecin et si maintenant on veut le faire entrer a Saint-Anne et l'y maintenir en payant comme sa femme lui a annoncé, c'est grâce a l'argent de ce vieux dont les libéralités à l'égard de sa femme ainsi que leur motif ne lui sont que trop connus. Dernièrement elle a reçu de ce Michel 30 francs : que signifie cela? Est-ce un emprunt comme elle dit? certainement non.

Une quinzaine de jours avant son entrée à l'hôpital il s'emporta violemment contre sa femme à propos de peintres avec lesquels il l'accusait d'entretenir des relations intimes, qu'elle aurait voulu faire partager à sa fille âgée de 18 ans. Dans sa colère il lança le linge par la fenêtre.

Il répète ces accusations dans une lettre adressée de l'hôpital à sa femme et que celle-ci m'a communiquée. La crudité et le cynisme des termes dans lesquels il lui reproche ses débauches, l'accuse d'inceste avec son pere, de s'entendre avec le juge de paix pour le faire enfermer ne nous permet pas d'en citer même des fragments. Nous ferons remarquer cependant que dans une lettre de moins de trois pages les mêmes accusations sont répétées deux ou trois fois. A trois reprises il profere contre elle-même des menaces de voies de fait « puisqu'elle le pousse au crime, et deux fois il menace ses complices. Dans une deuxieme lettre écrite quelque temps apres il reproche amèrement à sa femme d'avoir communiqué sa premiere lettre aux médecins dans le but de le faire maintenir enferme a l'hôpital; il en sortira de gré ou de force, et a deux reprises il lui dit : « donne-moi donc un coup de couteau dans le cœur que ce soit fini de moi.

De tout ceci il résulte clairement la nature des pensées du malade. Il se pose sur la conduite de sa femme des questions dont la solution le tourmente beaucoup et semble le poursuivre constamment. Les conclusions sont invariables cependant : sa femme est une femme indigne qui veut se débarrasser de lui, il se propose de s'en venger ou de la guetter quand il sera libre pour aller dans son pays.

Vers le 10. Une nuit le malade arrange ses vêtements d'hôpital de manière à simuler assez adroitement un malade couché dans son lit, puis il prend une échelle et parvient a franchir les murs de l'hôpital. Il se rend chez sa femme a 5 heures du matin, puis il disparaît.

OBSERVATION XIII.

Lésion mitrale. Ictus. Hallucination de la vue et de l'ouie.

Agé de 39 ans, salle Saint-Paul, n° 48. Entré le 4 juillet 1880. dans le service de M. le professeur Lasègue, à la Pitié.

Pas d'exces alcooliques.

Rhumatisme aigu généralisé a toutes les articulations. Il a eu plusieurs attaques successives de 18 à 20 ans. Il a cependant été soldat et a fait la campagne du Mexique.

Bon marcheur.

Il peut travailler de son métier de cordonnier.

Quinze ans après il a eu une sorte d'ictus, sans perte de connaissance complète ; une hémiplégie passagere du côté droit. Il fut obligé de se coucher et le lendemain il ne lui restait rien du côte des membres, mais il est resté un peu d'hémiplégie de la face. Ce malade raconte que pendant son ictus il entendait parler autour de lui sans comprendre et sans pouvoir parler. Ce n'est que cinq ans après que la maladie du cœur commence à provoquer des troubles circulatoires et une sorte d'attaque d'asystolie aigue et pendant plusieurs mois il resta infiltré. Pendant son asystolie il a des hallucinations surtout le jour, il voit des cabriolets qui s'avancent sur lui, il entend les cochers qui le menacent. C'est une sorte de rêve pendant la veille. Lorsqu'il tombe dans la periode somnolente de son asystolie il est difficile de savoir si les hallucinations persistent.

C'est pour une affection de la gorge qu'il entre le 4 juillet à l'hôpital. Il a une angine ulcéreuse simple du côté gauche tres douloureuse. L'ulcération siège à l'extrémité supérieure de l'amygdale entre les deux pubis. Il y a une dysphagie considérable.

L'examen du côté cœur révèle de l'hypertrophie, des frémissements ou mieux des ondulations de la région précordiale.

A la base : on constate de l'arythmie, les claquements valvulaires ont un timbre métallique ; il y a un dédoublement du second temps tres appéciable, surtout quand le malade suspend sa respiration.

A la pointe, on entend un souffle en jet de vapeur au premier temps ; il y a un peu de roulement qui précède immédiatement le souffle.

Le pouls et petit, irrégulier, intermittent, mais il faut remarquer — et M. Lasègue insiste beaucoup sur ce point — que les faux-pas du cœur ne retentissent pas tous sur le pouls ; le pouls donne mieux l'état du cœur que le cœur lui-même.

Pas de troubles circulatoires proprement dits : pas de battements dans les vaisseaux du cou, dans le foie, etc.

Il a, depuis plusieurs annees des étourdissements qui l'empêchent d'avancer quand il est debout.

Il a conservé un peu de déviation de la face.

Il a beaucoup maigri et accuse de l'inappétence quand les palpitations deviennent plus violentes.

CONCLUSIONS

1o Les accidents nerveux des affections organiques du cœur ont été entrevus par les médecins au commencement du siècle, Corvisart, Kreysig, Testa, ont indiqué l'apoplexie, et un état mental peu défini.

2° Les accidents psychiques peuvent être précoces ou tardifs.

3° Dans les deux cas, ils offrent deux types fondamentaux, l'excitation et la dépression;

4° Ils ont des causes de deux ordres, les unes prédisposantes tenant à l'état antérieur du cerveau, au siège de la lésion du cœur les autres déterminantes, l'abaissement de la tension artérielle, l'anhématose et l'aglobulie consécutive aux accès d'asystolie.

5° Leur pronostic est grave.

Paris. — A PARENT, imprimeur de la Faculté de Médecine, rue M.-le-Prince, 29-31.